讓我照顧你

Let me take care of you

一位長照服務員的30則感動記事

老么——著

自序／觸動

從小在教堂裡生活長大，總以為自己比別人看過更多的紅塵俗世，經歷更多的生死離別。直到跨入照服領域，才知自己的所見所聞豈僅是冰山一角，根本只是滄海之一粟啊。

我們早已習慣與生俱來再平凡不過的健康呼吸，卻每每為了生活裡的些許不盡如人意而大動肝火。殊不知，每天能健康呼吸就該遠勝於當天所有的苦難與疲憊，因為健康的活著明天才能充滿無限的希望與可能。

我曾想過老年問題，卻從沒認真準備或嚴肅看待過，因為健康的呼吸太稀鬆平常而毫無警惕，因為不知從何著手、該如何準備。我常鼓勵別人：起飛、永不嫌遲。面對長照我卻想說：準備、永遠不夠。所謂的不夠不單只是金錢上的儲蓄，更多的是自我身體的愛惜和心理素質的建設。

每二年這塊小小的土地總無法拒絕一次又一次的政治大撕裂，狂轟猛炸醜態百出的互揭瘡疤、匪夷所思無中生有的譁眾造謠，漫無邊際的政治支票一張一張畫的比月亮還大。結果總不例外的製造一批又一批貽笑國際、早已叫人痛心疾首槁木死灰的跳樑小丑，這些令人作嘔的丑角才是台灣的亂源，福爾摩莎的罪人。我懷疑，這麼小的台灣需要供養這麼龐大的始作俑者群嗎？什麼時候才敢三讀降低罷免門檻，讓生活在這塊土地無以宣洩情緒的人們得以偶爾當家作主。

百姓引頸企盼的政黨輪替、屆滿週年的執政團隊顯然交出了一張不及格的成績單。是啊！沉痾八年、不！也許該說沉痾數十年的積弊，你怎麼能奢望一夕之間全部翻轉？何況這個團隊少見神救援最不缺的就是豬隊友，一下子戰場全開烽煙四起，當然給予有心人太多可乘之機四處點火。未臻成熟的政策再加上豬隊友的神來一筆，無怪乎把自己搞得遍體鱗傷焦頭爛額，謙卑和溝通恐怕早已拋諸腦後不知今夕何夕了。雖然我和您一樣失望，但是我願意懷抱希望再等待、觀察一段時間，我相信這個團隊正往健康的方向前進。未來的勞工年金改革攸關九百萬勞工的老年生計，更與上千萬勞工的未來長照息息相關，希望能為一生清苦的勞工長照盼到一絲曙光。

即便長照2.0已經匆促上路，很遺憾還是得告訴執政團隊和夥伴們：台灣的長照仍然躺在加護病房裡岌岌可危。因為2.0的財源籌劃過於粗糙，只是囫圇吞棗地挖東牆補西牆令人擔憂、汗顏；因為過往的執行力太叫人放心不下，官官相護多一事不如少一事的官僚怠惰常常讓人咬牙切齒。確實，每個人都應該學習也重拾長輩們的質樸、與人為善的美德，試著降低目前社會的暴戾多一點祥和，或許能有助於遠離未來長照的需求。

感佩秀威資訊宋總的勇於冒險，協助一位籍籍無名看護的照服實錄付梓成書，我相信背後一定有更多的人文關懷和社會肩負與期許吧。但願一如個人初衷，能引起更多社會大眾對未來長照的關注與正視，尤其希望有更多金控和企業財團願意投入長照的支援，一起來為長照尋找更多出口。至於，國家或地方議事殿堂裡的荒腔走調、荒誕不經……何時方休……

可以預見的二〇一八一定精彩可期……

老么於新嘉

目次

自序／觸動 003

一、生命故事，醫院見到的百態人生

鰥寡孤獨的冰山一角 011
給折翼天使多點愛 021
辛酸走味的老吾老 029
未竟的看護 039
彌補，遺憾總難圓 049
心態改變眼裡的風景 055
人間有情，五味雜陳 065
忐忑，請給妻子多一點愛 073

愛的痕跡——願為一個笑而努力 079
愛的痕跡——感受你付出的一切 087
面對才能看見太陽 097
來自星星的孩子——他永遠都只是個孩子 107
來自星星的孩子——看護的紅色警戒 115
來自星星的孩子——四十八小時未能闔眼的崩潰 123
來自星星的孩子——教養院的孩子不是動物 133
來自星星的孩子——強而有力的守護天使 143
愛、勇氣、承擔——陪你到最後一刻 151
愛、勇氣、承擔——為媽媽做的最後一件事 161

二、長照故事，每一夜的用心陪伴

照服員，長照的天使或撒旦 171

照服員的辛酸與甘苦 181
你一定要善用的居家喘息服務 191
尋求各種資源，到宅沐浴、復康巴士服務 199
一對一居家照服你我他 209
盤點，你該知道的護理站 219
請叫我護理師，視病如親的南丁格爾 227
霸王寒流——冷到爆表的是心 235
0206，別失去了屬於你的印記 241
安養機構，親人尊嚴一寸一寸流失 249
安養機構，龐大且複雜的怪獸 257
安養機構裡小小的天大奢侈 265
長照2.0，醜媳婦終得見公婆，粉墨登場 271

一、生命故事，醫院見到的百態人生

鰥寡孤獨的冰山一角

好的看護帶你早日離開病房
壞的看護讓你提早進入天堂
好的家屬讓人感動竭力賣命
壞的家屬令人心寒卸甲棄逃

覺得太過危言聳聽也好，當成一則茶餘笑話也罷，如果……我們把前二句的看護換成了「醫師」「護士」「外勞」「家屬」，又有何差別？

近年來台灣政府終於意識到長照的不容小覷，針對未來長照，有意展開實質且有意義及效率的行動。只是不懂台灣的政客早已習慣於把所有議題都當成政治角力總要有一番激烈的傾軋，還是政客們根本不會有長照困窘的民生民瘼問題。一任四年的總統任期無法完成，兩任八年再加上絕對優勢的立委諸公卻仍只在虛應了事的畫餅充飢。老百姓的水深火熱到最後就是積累出一場又一場比太陽花學運還大、還激烈的社運為噴出口才能喚醒別再只是藍綠，真實關心民脂民膏的政府人物。這樣的闡述不是為了教人看了怵目驚心誇張渲染，而是長照不趕快及時處理真的是會動搖國本、家破人亡的玉石俱焚。而這不應該只單純是政府的責任，更是您我共同的責任。上路半年的新政府最終只能粗糙的以提高菸捐為長照籌措財源，不免讓人對新政府缺乏更多的期待、更為未來的長照憂心忡忡。

應該不會有太多人喜歡聽到警車或救護車的鳴笛聲，這幾年下來，我已然習慣在經過事故現場、喪事現場或聽到救護車鳴笛時，很自然地在心裡唸著「平安」。內人永和的娘家緊鄰警察局，距離耕莘醫院也近在咫尺，一天二十四小時救護車的鳴笛聲早已融入當地生活。沒有人會為了又一次由遠而近的鳴笛聲稍微在意，因為這是都會區的生活，更是上百萬生活於都會區的人口。而我居住的偏僻鄉野僅是一個幾百人口形成的獨立村落，典型農村必然的長期人口外流讓村落普遍呈現老極老、幼極幼的兩極現象。青春肉體在這裡英雄無用武之地，年輕夫婦只能逃往異地他鄉披荊斬棘，稚嫩的子女暫且由年邁的父母托管，形成另類老極老、幼極幼的特殊現象。偏僻寧靜幾百人口，老年長輩家戶皆有。不管救護車由村頭進來或自村尾響起，誰能不豎起耳朵、暫時停止呼吸一路緊盯鳴笛聲拐彎抹角，直到聲音遠離，忐忑和惶恐卻依然迴盪在每個村民的心裡。是誰？究竟怎麼了？總會在最短的時間裡得到你不想聽到的任何訊息。一樣的救護車、一樣的鳴笛聲、兩種截然不同的心情天差地遠。在這裡，心時常隨著救護車的鳴笛緊緊揪著……。好不容易等到一次謙卑、謙卑、再謙卑的所謂政黨輪替，會不會只是又一次一人得道雞犬昇天的朝野分贓大戲。真心奉勸：執政者莫忘在野時的衝撞初衷，在野後謹記執政時的百般錯謬。

接下個案是即將自加護病房轉入一般病房的伯伯，在出加護病房前依例先進去探視了解，並讓他寬心出加護病房後會由我接手照護。林伯伯六十七歲，左側中風無法施力，上下肢顯得有點僵硬。肚臍眼到心窩處有條開刀後如訂書針般的縫合，這種新式的縫合方式確實很像一條拉鍊。健康的右手右腳倒還孔武有力，阿伯肯定是位不合作的病人，因為他的雙掌緊緊的被用布纏著，外頭各罩著一個大空瓶，以確保他的躁動不會影響醫護救治及傷害醫護人員。離開加護病房前護理師還特別叮囑：幫他做任何動作時小心別被他的右手打到，顯然加護病房的護理師都還心有餘悸吧。

回到普通病房後我請護理師給我一個手拍，換下他右手緊緊纏繞的布條及大空瓶，也解除他左手的任何約束希望他感受多一點善意。約束對任何人都同樣的不舒服，尤其對住院的患者更容易激發更激烈的情緒與動作，所以我都盡其可能的不要給予太多的約束。但當病患無法順利接受照護或醫治時，適度的約束才能確保患者能如期健康出院，這時的約束顯見又是必需且有效的。許多家屬因不忍心一味的拒絕約束反而讓照護及醫護行為滯礙難行，只會讓患者折磨更多、更久。

離開加護病房後持續一天的灌腸，由於暫時無法進食及喝水，所以儘可能維護他私處的清潔與乾爽並適度給予翻身，沒有太多醫療行為倒還沒遭遇什麼反抗。下半天開始出現咳痰現象立即給予拍背、蒸汽化痰和抽痰，因為開刀傷口未癒只能輕輕拍痰效果自然有限，所以蒸汽化痰得確實執行才能減少他抽痰的痛楚。蒸汽化痰時伯伯的不合作開始展現，不斷的用罩著手拍的右手頻頻揮下蒸汽罩，只能軟硬兼施的持續進行。抽痰時更是大陣仗，每位護理師都很清楚不能隨意獨自幫他抽痰，否則只能暗自吞下被拳打腳踢的後果。抽痰時我也只能像制伏敵人般的用力壓制他的右手右腳，一來循循善誘一來曉以利害關係希望能讓他盡最大的忍耐及配合。

第二天下午做蒸汽化痰時奇蹟出現般的竟然全程順利沒有拍下蒸汽罩，我不禁給他鼓掌喝采。沒想到其他病床的患者和家屬也給他拍手叫好，感覺好像往前跨出了一步。沒想到當晚的蒸汽化痰如晴天霹靂般地馬上將這一切打回原形，抽痰更不用說了。三字經五字經的國罵對著護理師紛紛出籠，幸虧中風過的伯伯有點口齒不清，讓一些護理師聽得有點丈二金剛摸不著頭腦。為了能順利抽痰，壓制他強力掙扎的手腳時，我還因用力過度致右眼微血管爆裂眼球血紅了十天。還故意讓他看著血紅的眼球告誡他，如果不能忍耐配合抽痰一再飆國罵時，我也只能請護理師強制約束將右手綁在床欄了，畢竟現實的及早恢復健康出院還是得凌駕一時的於心不忍啊。於是，當晚再做蒸汽化痰又難得的獲得一次平靜，也許因為化痰時我刻意去按摩他日益萎縮的左下肢稍稍有轉移注意力的效果吧。

第三天，終於可以喝水進食不需要靠鼻胃管灌食了，伯伯還是一臉冷峻的不發一語，當然除了抽痰時很有力氣的國罵之外。由於體力日漸回復，我也開始用輪椅推著他到處走走，他卻食髓知味的不分時地晝夜吵著坐輪椅、坐輪椅。直到社工來探訪才解開這幾天心中的疑惑。伯伯果然是一位無依的獨居老人，因為中風後無法行動，區公所透過社會局的協助將他強制安置在養護機構。除了知道有個姪子在高雄之外再也沒有其他親人，難怪住院期間完全沒有任何親人來訪視關懷。由於伯伯入院以來從來沒有表現過善意，早已成為護理師奔相走告的黑名單。我總刻意在推輪椅時和他多聊天，也藉機告誡他一些事，希望對他日後有所幫助：伯伯，政府好意安排你住進養護機構，二十四小時有人照顧陪伴。每天還有那麼多的朋友在一起不會孤單，沒有收你半毛錢還會負責你一輩子的生活，你應該充滿感激和歡喜才對。雖然你行動不便但不是別人害你這樣，你沒有理由整天對所有人擺著一張臭臉。醫師、護理師還有我，我們都竭盡所能的想幫你恢復健康早日出院。這期間所有的醫療費、看護費全是政府負責支出，你自己真的更要努力復健好讓自己生活的更自在。這次的盲腸腫瘤醫生說開的很順利，您也恢復的很快，未來還有很長、很美好的人生等著您。也許我現在說的話不中聽，但是卻是不爭的事實。回到養護機構後要學會多說謝謝，養護機構不比一對一的二十四小時看護，她們每個人都要負責好多人生活上的一切，餵食、洗澡、換尿片尿褲、翻身、拍痰、餵藥，如果你願意多展笑容、多說謝謝，我相信她們照顧你會倍感窩心。否則，你無依無親又不需付費，說句殘酷的話連想結束生命都無能為力，我真的很替你擔心。是啊！我是發自內心替伯伯擔心才會跟他說了這麼些話，我也不後悔跟伯伯說了這些。因為我真的希望他能得到較好的照護，不要愁眉苦臉的走完他的人生。

也許，他真的把話聽進去了吧。有一次在最難受的抽痰之後護理師即將離去之際，我竟然從他嘴裡聽到含糊的「謝謝」兩個字。我慌忙叫住了護理師請伯伯再說一次，護理師不可置信的愣了一下，誇了誇伯伯後心花怒放的離開。從此，偶爾總能從他嘴裡聽到「謝謝」兩個字，對護理師、對同房的患者或家屬。雖然直到伯伯出院我都沒有聽到他對我說聲謝謝，也許他心裡仍彆扭著我不該那麼直白的對他說那些話吧。不過，從他的改變和同房的患者、家屬不吝對我的讚許頻頻留下我的電話，我心裡早已充滿感激與歡喜。在外頭世界正興高采烈歡慶跨年之際，伯伯的謝謝也為這個病房注入一劑溫暖的強心劑呢。伯伯是無親無依的獨居老人，回過頭想，他的中風也許塞翁失馬焉知非福啊。因為中風獲得政府關注，協助得以安養老年，如果他願意再積極些復健他還是可以擺脫輪椅自力行動的。他，不過是鰥寡孤獨的冰山一角，在醫院接觸的已然那麼多，在不知道的社會各陰暗角落不知道還有多少等待著被找出來，給予尊嚴安置照護的基本需求。我每每想到杜甫的〈茅屋為秋風所破歌〉裡的一句：安得廣廈千萬間，大庇天下寒士俱歡顏，需要我、需要每一個你、更需要我們大有為的政府……。在提供個人的看護實例，盡一份菲薄之力之餘，更期盼有機會付梓成書之時能見到企業主將它送給員工；民意代表、政府首長將它送給選民、百姓；看護同仁將它送給個案家屬；當您偶然購買或獲得此書之際，請您閱讀結束後將它送給您最親近的人。多年來，我一直堅信，起飛，永不嫌遲！

給折翼天使多點愛

照護無依伯伯的第四天剛好是二〇一五到二〇一六年的跨年，窗外此起彼落熱鬧非凡的炮聲、煙火與病房內的靜謐恰成強烈的對比。初一的凌晨三點半隔壁床罕見的入住一位患者，之所以說罕見是因為很少遇上凌晨三點多還會有移床入住的一般患者。病房裡每有入住患者，護理師必然忙進忙出的必須進行例行性的交接、詢問，其他三床的患者或家屬豈得安寧？就當是罕見的跨年賀禮吧。不過，如果不是緊急必要，是否該避免這樣的深夜移床，畢竟住院的患者確實需要盡量不受干擾的睡眠品質。

入住的是一位年近五十的男性，清晨從他的電話交談中得知他有二個孩子。小的暫時留給家人照顧，大的要讓他到醫院來照顧爸爸，趁著這個機會給孩子學習獨立並試著照顧別人，心裡不自禁的暗暗稱許這個爸爸的作為。當我見到這個孩子的剎那頗為詫異，因為他才十歲一臉稚氣童真，愛哭的我更為這個父親的決定深受感動與驕傲。確實，我們需要更多這樣的家長來培育，訓練我們的下一代。唯有茁壯、獨立且堅毅的下一代才能讓自己在同儕間立於不敗之地。基督教會的二位弟兄是最早來探望的，引領他們父子做簡短的禱告、言詞間不忘給孩子多幾句誇獎。短短四天住院期間，最頻繁探視的就屬這群基督教的弟兄。我們常在醫院見到尼姑和尚神父牧師，他們就像另類的社會志工無薪的隨時啟動他們的關懷，確實帶給有信仰的患者很大的希望、鼓舞與平安。

這位父親在來電中總不忘重複他昨晚掛急診，在手術房中割盲腸跨年，相信終此一生這樣的經驗都會是鮮明的記憶吧。為了幫孩子熟悉護理站的各個需要處所，我主動的帶著孩子一一認識護理站、配膳室、日光室、汙物室……結束時一臉稚氣的孩子卻大人模樣般的告訴我他都清楚了。隨著日子一天天的過去，這對父子愈來愈多的對話內容，卻讓我更不捨這個孩子的處境……。

我大便了，記下來……。

大多少？要怎麼記？

我怎麼知道大多少，你就記大便就好了。

要不要我問護士阿姨？

不用了啦，記就好了，怎麼那麼囉嗦……。

大便了很舒服喔！

爸爸，你出院以後要穿寬鬆點的衣服，這樣會比較舒服。

爸爸，希望你早點健康出院！

親愛的爸爸晚安！

醫師查房時他會細心聽著醫護的叮囑，一聽到爸爸可以喝飲料了，迫不及待的跟爸爸說你可以喝飲料了，我去幫爸爸買舒跑，不，還是買優酪乳好了，優酪乳比較營養。得知爸爸可以進食了，趕忙告訴父親可以吃粥了，要不要我幫你買草魚粥？聽說吃魚很好。不要哦，是不是因為草魚有腥味？許許多多貼心的童言稚語卻沒有得到爸爸的謝意與肯定。訪客誇獎他懂事，把爸爸照顧的很好時，他竟然回答還不都是爸爸自己努力的成果。一個十歲的小孩、一天二十四小時全勤陪侍、照顧父親，每天至少三次以上，在寒冷的嚴冬獨自到醫院外的生活天地購買所需，而期間還有三天下著不小的雨。你相信嗎？這個孩子是個過動兒，正在特教中心唸小學。

從患者與母親和兄弟的電話中、充滿著獨斷、煩躁與不耐的交談。訪客面前會跟著誇獎小孩，私下卻疾言厲色的罵他笨、指指點點、甚至忍不住出手教訓孩子，完全無視病房裡其他人的存在。因為他告訴我們：這樣的過動兒真的很難教。可是幾天下來我眼見的是一個逆來順受、無比貼心從不發怒，永遠一句一句慢條斯理的回應，且有條不紊逐項完成父親每次交付任務的十歲小孩，一個十歲的過動小孩。他確實靜不下來，偶爾咬咬手指頭，偶爾會到病房外的長廊走走，但這孩子在在顯現出他的成熟、細膩與貼心，怎麼反而他最親近的父親看不見、沒看到。父親說家裡兩兄弟都是過動兒，弟弟還會在特教中心打老師，為了照顧二個孩子，他現在只能開著白牌計程車過生活。這兩個孩子應該是他們夫妻婚姻觸礁的極大關鍵吧，單親爸爸帶著二個過動兒沒有辦法找到一份朝九晚五的正常工作，我相信他承受著極大的生活壓力，即便有福保的幫忙。他也不斷主動的尋求社工和里長的協助，試著能否因住院獲得其他的幫忙與支援。我也相信在有形無形中，其實這二個孩子已經成為他情緒的宣洩口，看得出來他愛他的孩子，卻沒有辦法給他們永不止息，永不削弱的愛。永恆的愛才能引爆他們的特殊才能，我們卻經常陷入現實受挫的我執而無法自拔，而事事遷怒。

在這病房裡最辛苦的並不是自己照顧的伯伯的頑固執拗，而是平均不到十分鐘就會聽到父親大聲斥責或出手欲推打孩子和要孩子自己掌嘴的啪啪聲。我很詫異這孩子真的一點也不以為意，從來沒有推翻或懷疑，似乎他已習慣父親說的都是對的，更重要的應該是：爸爸是他最親近的人，爸爸是他唯一能倚靠的一座山。第二天特教中心的校長和老師特別前來探視，讓人倍感窩心。還有基督教會兄姐的關心祈禱，會永續陪伴他們一起走過更多歲月。跨年夜的難忘記憶只短暫維持四天的停留，即便有福保的補助又有醫院基金會的介入協助，每天住院費用的負擔已經微乎其微，但孩子的爸爸一直放不下如影隨形的生活負擔匆匆出院。

不到二個禮拜後的清早，我在醫院外早餐車旁等候早餐時，不意瞥見似乎熟悉的身影匆匆走過，倏然回頭出現在我眼前。是啊，是他，孩子的爸爸。雖然因為天寒地凍我們都壓低帽簷抵禦冷風，卻還是認出了彼此。都還沒開口探詢我的疑惑，他已經主動說話：是小兒子啦，感冒肺炎住院。對啦大哥，上次匆忙趕著出院忘了留下你的連絡電話，可不可以留下您的資料？以後可能需要您的幫忙。我順手撥了他的手機，方便彼此資料的留存，拍了拍肩膀跟他說：辛苦了，你身體還沒完全康復要多保重。需要時隨時call我。

除了福保，我們還能給這些特殊的孩子不同的什麼？

祝福他們、祝福這個孩子、及早打開上帝為他準備好的另一扇窗！

我們是不是也該給這些折翼天使多點愛，再多一點愛！

辛酸走味的老吾老

下午五點半接了一通平常不太想接的公司電話，這個時候的工作九成以上都是急診室的個案，多數照服員都盡量推辭低收、社福、教養院和急診室的病患。一來低收、社福、教養院的患者並不比較好照顧，又沒有家屬來探望可咨詢，照顧的壓力和責任全得照服員一肩扛起；再者照顧他們的責任加重每天卻得少收二百元的工資，無怪乎很多照服員百般推卻。而急診室的患者，尤其在嚴冬之際通常得在急診室等待一、兩天的病房，而急診室裡實在擠不出一絲絲多給陪病者的友善空間。你只能在一張椅子上煎熬二十四或四十八小時的無法闔眼照護，報酬卻沒有因為環境的不同而有所彌補，而我昨天送走出院的患者前已經連續二個晚上沒有睡覺了。一個照服員即便愛心滿滿也總有體力耗盡、精神用竭的時候，也許這些也可以為照服員多些考慮吧以後。

身軀瘦弱的伯伯剛好八十歲，因呼吸急促掛急診。有高血壓、潰瘍的症狀，X光顯示肺部積痰變深。過年前才送養護機構，不久卻變的不會言語也變成持續臥床的狀態，陪侍一旁的大兒子憨厚的娓娓轉述老人家的狀況。完成初步的檢查後伯伯被推到觀察室等待病床，沒想屋漏偏逢連夜雨，隔床坐著一個不斷呻吟的壯男竟是現在最可怕的A型流感患者。明明身體壯得像牛似的，嘴巴卻從沒停過的呻吟，嚷嚷著我要死了、我快死了、怎麼這麼痛？趕快來給我止痛劑啦、怎麼都沒人管我、我快死了啦……從沒停過的嘴巴不是呻吟就是咳嗽。可惡的是他的口罩就是不戴好，人也在床上坐立難安的躁動。我只能被動的拉上床簾避免被感染，護理師看到又把床簾捲起說這樣她會看不到患者的情況。最後，我只好私底下跑去跟護理師說：因為這裡是急診室更應該避免更多、更嚴重的交互感染，即便是病人也該有他們的權益而不是官僚的一成不變任人宰割吧，如果有任何空位麻煩幫我的伯伯移床。如果觀察室裡的病人和家屬知道那個人是A型流感的患者，我相信今晚的急診室一定會熱鬧異常。護理師只冷冷的回我一句：我會注意。繼續難熬了半個多小時，終於看到那位護理師和一位志工走近，心想阿伯終於可以擺脫威脅了。只見護理師和志工卻往隔壁的床位動作起來，直接把那位先生移轉到觀察室外一個獨立的小空間，護理師完成動作回來後還俏皮的跟我比一個OK的手勢，我慌忙坐直身子向她行了一個恭敬的舉手禮表示感謝。確實，在忙碌的急診室裡你真的不容易得到像這樣的貼心協助，像這樣的護理師我很樂意打從心裡尊敬的稱呼她一聲：護理師。而不是護士小姐，這樣的正名也才真正的實至名歸，而不僅是口頭上的稱呼吧。

隔天下午二點多終於排到病床了，剛好是我非常喜歡的一個護理站。進房後阿長和護理師循例進行患者的全身外觀檢視、拍照和記錄，確認伯伯四肢癱軟無力且肌肉明顯萎縮，沒有壓瘡倒是讓大家鬆了一口氣。雙腳下肢乾燥異常，如魚鱗片般的皮膚會雪花紛飛的掉滿床上，皮膚乾燥的程度算是極為少見的。雙腳腳踝外側各有隆腫，尤其左腳腳踝外側一個十元硬幣直徑大小的軟胞，阿長懷疑老人家有過中風和痛風的症狀。一切就緒後，趕忙讓自己躲進浴室裡沖個澡，讓自己恢復所有精神上的舒坦。

急診醫師提醒伯伯有缺血現象而且痰很深引發肺炎，必須勤於拍背且多次抽痰才能早日緩解不適。拍背前總先探詢護理師的時間，希望在完成拍痰時能獲得立即性的抽痰協助，以獲得最大的效果，護理師總笑臉樂意協助。第一次抽痰時護理師邊抽邊說好可怕喔，伯伯的痰非常黏稠幾乎抽不動。幸虧伯伯手腳無力沒有太多掙扎反抗，而且抽痰時很容易引起咳嗽，無形中反倒成為伯伯的利多。每一次抽痰時似乎都讓護理師倍覺成就，因為抽出的痰真的又多又稠連我都覺得很不可思議。隔天下午持續進行拍背抽痰時，我也是按例托著伯伯的頭部避免掙扎。抽著抽著管內竟然完全沒有了動靜，護理師只好稍微拉回軟管，真正可怕的一幕出現了，管內管外全被厚厚一層濃稠的痰給層層包裹住，難怪怎麼抽也抽不動。護理師緊張的喊著：大哥，快拿衛生紙把它們「拉」出來時，我早已抽了張面紙包覆著厚厚的痰輕輕的將痰往外拉。驚人的是拉出了一張面紙的長度還不夠，足足用了二張面紙才拉完這股可怕的濃痰。我和護理師都同意這一次抽痰光是這長串的一坨已經足夠，也沒有異議通過這是讓我們永誌難忘空前的一次抽痰經歷，應該很難再有機會超越這個記錄了。我們都很替伯伯高興，只可惜不管我們怎麼開心的和他說話，伯伯始終沒有任何表情，也從來不曾從他嘴裡發出什麼聲音，包含他的子女來探望他時也沒什麼兩樣。我直覺以為是不是伯伯被送進安養院後內心深處有被棄養的感受而封閉了自己，也同時關閉了身上所有的機能，不開口、不回應，對於外界的一切置若罔聞彷彿與他一點關係都沒有。直到第四天週日的下午，她女兒從中部趕來看他。讓他看了一段過年時的手機錄影時，我又陷入了更大的疑惑與不捨。

在那段農曆春節的手機錄影中我看到伯伯坐在輪椅上開心異常的與家人對談，也許說話的速度稍慢，也許說話的字句簡短，但顯然伯伯的對話能力是完全無庸置疑的。怎麼會在短短不到一個月的時間完全失去了說話的能力，其中一定有什麼重大、關鍵的轉折。從此我更積極在伯伯清醒的時候在他面前說笑逗鬧，也請醫師為他的腳踝進行會診，希望能盡己所能的幫助伯伯讓他出院時恢復應有的健康狀態，就像他乾燥的皮膚經過幾天的乳液擦拭和按摩後迅速的在回復紅潤與光滑般。

週日的晚上伯伯的小兒子載了媽媽來看他，小兒子就住在隔壁鄉鎮，任教於一所國中。他們的到來也解開了我心中的另一疑惑：為什麼住的較近的小兒子反而一直都沒見到？因為伯母失智了。白天還能正常的生活，一到晚上就開始焦躁不安的想往外頭衝，一出門卻就找不到回家的路。所以小兒子一早就把媽媽載到老家，讓她可以過熟悉的生活，一下課就得從老家把媽媽帶回自己的住家避免媽媽再次走失的風險。這樣的家庭在我們的看護過程中時有所見，時有所聞，而且頻率真的不算太低。似乎到了一定年齡層猶健在的雙親其中一人失智的比率遠比您我的認知與想像高出太多，所以這戶「只」有三個兄弟姐妹的家庭就這麼蠟燭兩頭燒的疲於奔命。縱然他們都有不錯的工作還可以支應持續不斷的龐大費用，但怎麼可能不會壓縮到他們家庭裡其他本來可以較為寬裕的生活支出？時間呢……健康呢……無形中都逐一在耗損中……這樣的家庭一定難以符合政府救助的原則，因為他們都有正常的收入。可是這樣的家庭真的不需要政府伸出什麼援手讓他們得以喘口氣嗎？那麼更多低收、失親、無依的需求者是否都得到所謂有尊嚴的照護了呢？為了讓父親能獲得更安心的照顧，他們在農曆年前申請了外勞來陪伴伯伯。全天候只有伯伯與外勞一對一的生活，卻疏於了解、觀察外勞的一切，很快的把伯伯搞到進醫院。護理師教她鼻胃管灌食她說她會了，結果亂灌一通讓阿伯的病情更嚴重才被發現辭退，出院後家人只得往養護機構送，農曆過年短暫接回家團圓。

如果你問我這個外勞呢？她當然還在台灣啊！也許就在你家呢！因為她的時間還沒到，仲介公司也還沒從她的身上回本，當然要更積極把她推銷出去才行。醫院裡到處充斥著外勞看護，看到非常盡責且細心的我都不吝給予她們稱讚與感謝。同樣也常見有些外勞成群結黨高聲喧嘩，打屁聊天扮豬吃老虎的大有人在。有時候看不過去說了她們兩句，不僅常常回你白眼，甚至還回嗆：你管那麼多！可惜我們的護理師對台灣看護總能義正詞嚴偶爾尖酸苛薄，對外籍看護卻總睜隻眼閉隻眼、做不對做不好好像是應該的沒什麼關係。我不懂這麼嚴肅的生命照護怎麼可以有截然不同的看待標準，我也見過讓人痛心可惡的台灣看護，我相信，不論善惡，這一切所作所為一定會有回饋和報應的。總喜歡告訴患者的家屬，當你發覺外勞或看護不值得你的信賴時，不需猶豫趕快換掉，即便你看錯了，她們也必然可以在下一個地方獲得信任與肯定；當你肯定、信任你的外勞與看護時，請你多給予稱讚鼓勵視她們如家人般，因為她們也是家裡的貴人不是嗎？尤其是離鄉背井跨國到台灣來尋求工作的外勞，我們怎麼能不將心比心的給予他們更多的溫情與感謝？也許不久的將來、我們的下一代都得遠赴重洋到異地他鄉做台勞，您希望別人怎麼對待我們的子女？

第七天開始我改變用伯伯的同輩朋友對他的暱稱來稱呼他，雖然還是沒聽他開過口，也還是魂不附體般的一號表情，不過伯伯的身體明顯的逐步恢復。第十天的上午，一樣在和伯伯的尋常對話中，突然聽到一句混濁的回應：「對」！我再一次確認我所聽到的，天啊，伯伯開口了，終於伯伯又說話了！即便只是短短的一個字「對」，這可是他二個多月來第一次說話呢怎不教我欣喜若狂。我又打鐵趁熱教他豎起大拇指比讚，他竟然露出了難得的笑容比讚，這個笑容差點讓我的眼淚奪眶而出。因為笑得那麼無邪純真猶如天使般的模樣，我真的好想好想哭！以後每當幫他擦澡，換尿片完成一些服務時，他都自動伸出右手比讚還對我微笑著。第十一天伯伯的話更多了，同房的人都清楚聽到伯伯的說話紛紛給伯伯比讚鼓勵，連護理師都奔相走告替他開心呢。我趁機鼓勵他：義仔，要趕快好起來，太子爺還在等你回去接主委，替祂服務呢！話沒說完，伯伯的臉孔當下揪成一團，全身抽搐激動啜泣滿臉淚痕。我錯愕的趕緊抱著他：不哭，不哭，阿義仔一定會好起來，太子爺一定會保佑我們。我從來沒有想到，一個人的傷心可以這麼樣的讓人心碎。突然引爆他塵封已久的情緒、記憶般，他開始記憶起他從前的生活點滴，他告訴我：我都沒吃飯……我要喝豆漿……第十二天伯伯的話愈說愈完整了，突然他一臉愁苦的表情重複且急促的說了一大串。外勞足夭壽耶，給我虐待又偷拿我的東西，外勞足夭壽耶……敘述中一臉悲苦委屈的神情顯見外勞的夢魘深深地烙印在他的心坎裡，十足的教人不捨。我問他出院後想回家還是去養護機構，他一臉茫然沒有回應，我想他很清楚這已經不是他所能決定的了。伯伯開口說話我在第一時間告訴他的兒子，雖然電話那頭傳來喜悅的感覺卻顯然比不上我的激動與沸騰。我也把伯伯這幾天說的話完整的轉述給他的家人，自己清楚知道這些改變不了任何現實，只是想善盡我的職責罷了。第十四天中午完成一切出院手續，機構的司機快速的把伯伯接走了，躺在架上的伯伯又回復到第一天我接他的時候一樣……面無表情。

這不是伯伯的特例，眼見家庭的窘迫，子女的無奈，許多長輩選擇默默接受，無言承擔。假裝哀莫心死的塵封，冰凍他的所有感情與世界。他選擇關上所有對外的窗口……我無法理解他為什麼能做到這麼徹底，幾乎連痛的感覺都幾近沒有……怎麼能讓自己痛到完全不再痛！而伯母，依然有著康健的體魄背負日益沉重的失智生活，和小兒子一起航向未知的彼岸，不敢想像的未來……。

未竟的看護

當我趕到放射科八號門接病患時，門外等候區已坐著患者的配偶、大兒子和胞姊。大兒子大略的說明父親狀況，肝硬化才住院一個月於前天出院，今天不舒服回院急診目前正在做栓塞。患者脾氣不好，過去一個月他和媽媽輪流照護已搞得人仰馬翻所以才請了看護。不一會病患被推了出來，人還沒到身體極為虛弱的他早已連珠砲的一陣國罵。奇怪，躺在病床上的男人好像都能天經地義的開罵，儼然這是住院患者的尚方寶劍，隨意見神殺神、見魔殺魔大殺四方的殺無赦。不過為了在檢查室裡兒子沒有獲得醫護人員的同意不敢逕自拿開水給他喝而已，果然，名不虛傳！我趨前輕撫他的額頭告訴他我是他的看護，剛剛的情形確實出於無奈，即便是我也不敢自作主張呀。等回到病房跟護理師確認可以喝水時會立即滿足他的需求，就這樣暫時撫平情緒。上了病房趕緊用棉棒沾水先行滿足他的口渴，他的胞姊私下跟我說在我離開幫他準備東西時，他竟然跟家人誇讚說這個看護很好。的確，在照護過程中他對我算是非常的好，沒有對我苛責更從來不會對我飆罵，即便我常在與他獨處時為他的妻子和大兒子打抱不平，他也不大反駁甚至偶爾對他們不再恣意發飆。

患者年齡大不了我幾歲我都直接以大哥相稱，大哥曾擔任鄉民代表，也是地方頗具知名度的總鋪師。以前地方的鄉民代表大家都心知肚明不外是黑金的大染缸─現下也沒有太多改變長進不是嗎？瞧瞧我們的立委諸公，那已是我們最有水準為民喉舌的民代了。再看看我們的地方縣市議員，你可能會有比岳飛更強烈的淒涼、無奈、悲憤吧。所以他為人四海，煙酒不離手，五專算得了什麼？自然心裡也清楚因此種下今日的禍根。照護的前二天，只要打電話或見到他的妻子和大兒子一定是國罵連連簡直像不世仇人般的謾罵，一點點情面都不留。我看他們也沒做錯什麼，反而為你這個先生，父親竭盡己力的關心，來回奔波，卻還得這般的忍辱吞聲。大哥只要想吃什麼或需要什麼就是一通電話，給他的姊姊或朋友兄弟要他們送過來，且通常交付完事立即掛斷。過程中從未感受他的一絲謝意，更別想從他嘴裡吐出一句「謝謝」。我常想被掛電話的彼端不知道是什麼樣的心情，真的那麼甘之如飴心悅誠服？大嫂每每叮嚀他需要什麼自己買就好了，不要這樣麻煩人家，而且醫師也交代過飲食上的禁忌，結果當然又是自取其辱。就像大哥說的這些人以前都受過他的照顧與好處，現在替他做這些根本微不足道，套句現代口語剛剛好而已，十足台灣基層民代的架勢……。

大哥十分迷信白蛋白的補充，總要醫師幫他開白蛋白注射，每天自費一瓶一千四，一次直接要求開三瓶，醫師拿他沒皮條只能有求必應的配合他。其實也是啦，不論大哥在那個護理站都是護理師提心吊膽的黑名單，稍不順心必毫不留情的破口大罵。遇上這樣的病患，護理師的專業與態度馬上強烈的區隔出來。多數的護理師依然耐心十足的溫柔對待，卻也有這麼一位護理師從踏進病房的一刻就沒有給過好臉色。其實，只要一個動作、一句話語，護理師馬上高下立判。初衷一覽無遺！多數人不都這個樣子嗎？大哥總得意洋洋的告訴我他在上次住的護理站有多吃得開，早早請醫師幫他留意要從現在的自費雙人房轉到那個護理站的健保雙人房。而且三不五時要我推他到那個護理站查詢情況，大家總唯唯諾諾的答允著，直到我離開他時連一點動靜也沒有，想想背後的真相不勝噓唏。

也許是身為總鋪師又曾經歷民意代表的緣故吧，大哥嘴很刁。鮮奶一定得要哪戶人家的，所以大嫂得經常騎車去買回家煮過再送來。有一次可能處理不好，倒出來糊了又被罵翻天。吃麵、吃飯或壽司一定只能哪家買，魚或肉還要指定部位不能買錯。不一定用餐時間才會打電話要家人送來，送的時間稍慢或內容不符要求，下場都是一般沒有兩樣。水果更是沒有缺過，醫師的囑咐只是馬耳東風，我當然更說不上什麼話了。所以只要他開口了，我就只能幫他削好皮或切好給他就是。所以狹隘的病房一角堆放著他專屬的冰桶，我習慣每六個小時換過一次冰塊，確保裡面的鮮奶、水果、青草茶不會腐敗。這個冰桶當然不在醫院的允許範圍裡，但是誰敢？誰能阻止他放呢？

這還只是小意思，大哥的身邊硬是擺著一支二十四小時開著的紅外線電暖電風扇。因為他怕冷所以幾乎二十四小時的光線和熱度，這是讓我在照護過程中最無法適應的地方。這種電器在病房裡真的很容易造成危險，護理師剛開始也試著千方百計想請他換過醫院的電熱燈，最後當然不會有人再提，只會告訴我：看護大哥你電暖器這樣擺很危險呢！真是屁話一句，誰不知道危險？護理師搞不定的只會遷怒、責任往外塞。

空間那麼小只能擠在病床和陪睡床的夾縫，二十四小時這樣的光和熱我根本從沒好好地睡過，因為真的很不舒服。無奈的護理師只能遷怒到看護身上，早已見怪不怪了。

除了冰桶、電暖器外，大哥還帶了一床毛毯、一床棉被，更有齊全的煮咖啡和泡茶器皿。想到就要我準備，不管白天或黑夜，更從不考慮醫師的叮嚀，有時我也會礙難從命的告訴他現在不行或是晚一點再喝。一來是他的狀況真的不佳，再者大哥恐怕不完全品嚐得出什麼叫好咖啡，什麼是好茶。即便他的咖啡和茶都是蠻昂貴的精品，他也都隨便喝個兩口就擺著等我倒掉，這樣的暴殄天物真讓人心碎。大哥對我很好，頻頻要我想吃什麼就自己拿，想喝什麼就自己弄，什麼東西都沒動時還會給我幹譙。剛開始時每次要家人帶食物來都直接要他們帶兩份，原來一份是為我準備的。二次以後我就婉拒不再接受，水果那些更沒有碰過，因為他的飲食非常需要節制怎麼可能在他面前吃起水果來呢。他的訪客其實與想像中落差頗大，除了被點名幫他帶水果或食物來的之外，最常來的就是二位一樣在這裡住院的舊識。沒事就來串門子，一來大哥就要我泡茶，喝的人一誇讚就開始傾囊相「送」，四兩茶帶一包回去，水果拿出來分一分，兩百元一包的香煙帶走、帶走。剛剛訪客拿來的包子饅頭一整袋送出，連嫂子特別幫他煮的牛肉都可以整鍋帶走，在大哥的說法裡他窮的只剩下錢，而在我獲得的認知中他其實早已揮霍掉幾座金山銀礦。躺在病床上的他時間一到就要我馬上拿他的功課給他，而他也真的聰穎過人三五分鐘只見一枝筆在紙上比來劃去就完成了。然後就是一通電話給六合彩組頭下單，竟然連中三元獲利一、二十萬。後來大嫂告訴我，單是六合彩他已經簽掉三棟別墅了，大嫂還特別強調是三棟「別墅」，我實在無從答起……只能盡己所能的幫忙。大哥的肝硬化已然不輕，平均三、五天需要引流一次腹水、五、七天需要引流一次胸腔水，一抽就是三千CC。大哥又從不節制入口的食物，又是這麼專制不配合的病人，縱使每天帶他去量測體重，心驚肉顫的不是他反倒是我，看著每天體重增加的速度和凸漲的腹部，我卻束手無策不能為他多做什麼，那麼，要我何用？連血漿和注射點滴的速度快慢都任由他自行調控，護理師和我就像隨時等待意外發生或肝昏迷的救護者，對社會、對這個家庭都是多麼沉重的負擔啊。

照護的第八天引流四千ＣＣ的胸腔水後，當晚我們都難得的睡了一個好覺，沒有一個晚上總起來尿或瀉六、七次，血氧濃度回復正常。隔天一早測量體重一下降了五．一公斤，整個人似乎神清氣爽多了。不料下午狀況急轉直下開始喃喃自語似乎喊痛，回答又牛頭不對馬嘴。喃喃自語的內容也變成是夢境或幻影，左手不自覺去觸摸鼠蹊部，慢慢地進入嗜睡的狀態。隨即請護理師來量測體溫、血壓並進行抽血檢測，果然氨指數異常飆高恐怕又將陷入肝昏迷狀態。試了各種方法都無法正常餵藥，護理師只好進行灌腸藉由排便來降低氨指數。沒想費了九牛二虎之力還是沒有辦法順利完成，還差點被病床上力大如牛的大哥揮了一拳。心有餘悸的護理師說稍等一會再試一次，嘿！昏昏醒醒的他竟然嚷著要起來尿尿，趕忙協助並盯著他上廁所。哇！太棒了，大小便一起來。趁著人恢復清醒趕快把藥讓他吃了，總算又逃過了一劫。面對病床上時刻呻吟的大哥，一點也沒有過去叱吒風雲的模樣，我總詫異：為什麼有那麼多人直到臨終的一刻都還沒有辦法心中一片清明，豁然開朗於過往的人生，還能這般的執迷不悟到終點……。

大哥有一位無怨無悔，為了照顧他已經讓自己的健康出現狀況的妻子，還有三個很孝順的子女。我無法理解也不想探究，為什麼對最殷勤侍奉的大嫂和大兒子需得這般的百般辱罵、刁難、對起話來咬牙切齒恨不得將對方碎屍萬段；而對另一對子女卻又極其小心的輕聲細語，體貼寵愛呵護到無以適從。都是同樣的血緣，甚至他們的付出遠遠超過另外二位，我有一種從未有過的疲憊、無力感。精神上無法說服自己去適應整天辱罵大嫂和大兒子的干擾，身體上也無法支撐二十四小時從不間斷的電暖器的強光炙熱，也許我該有所抉擇了。第十天照例扶著他到護理站測量體重，心血來潮在大哥量測後也自己站了上去。一看果然不出所料！短短十天掉了整整三公斤。在這裡我已沒有辦法彰顯出照護的功能，持續下去只會把自己的健康賠下去。暗地裡連繫大嫂我真的幫不了什麼忙了，也確實看不下去大哥對她和大兒子的態度。所以我必須離開換別人來試試，也許會有不同的效果，會連絡公司請人來接續後續的照護。至於大哥那兒，私底下只告訴他我有急事需北上一趟，他不知道我將一去不返所以並不以為意。

隔天上午大哥又照例到一樓進行腹水引流，我留在病房裡等待接手的同事並詳細交代了該注意事項，隨後到一樓檢查室外將他介紹給大嫂再到裡頭讓他跟大哥見面。大哥一聽新的看護馬上又對大嫂飆國罵，說我只不過離開二三天就回來，這幾天妳們不會輪流照顧就好幹嘛請看護！我趕緊告訴他我沒辦法確定需要幾天，你還是讓我的同事照顧讓大嫂喘口氣啦。總之，什麼回答都不能在此刻讓他滿意。步出檢查室耳邊同時傳來大哥的聲音：去台北兩三天就好回來了，不要待太久啊！這是我截至目前唯一的一次「未完成的看護」，我還沒有辦法完全改變自己。所以，我不願再勉強自己。再次回到醫院時得知接手的同事只照顧了三天，家屬就自己找人又做了更換。至於大哥，我沒有刻意打探他的消息，也沒在醫院遇見過，希望他們一切平安，為他們祝禱。

這麼久的經驗告訴我，沒有任何陪伴、照護的療癒效果能比親人來得有效，來得快速。如果可能，請您排除萬難，給予您的親人最大的陪伴、支持。當然，我們明瞭所有照護過程不為人知的辛苦、委屈。當您有所需要、付託時，我們更願竭盡心力完成您的託付，謝謝您的信任一如我的自信。

彌補，遺憾總難圓

曾經接到一個個案，臥床者不過是正值壯年的一家之主，虛歲四十九、罹患胰臟癌。半年前才決定前往醫院門診檢查，沒想已是胰臟癌第三期。我去接手的時候已經住院十一天，剛開始有點丈二金剛摸不著頭腦，搞不清楚這家人葫蘆裡賣的什麼藥，只確定臥床的患者除了疼痛呻吟外和他說話已得不到任何回應。這對夫妻育有二女一子，沒一會母親和兒子離開了，大女兒卻留了下來，一聊之下才知這大女兒在父親住院期間全天候留在醫院陪伴、照顧。這下子我頭腦更矇了，父親住院有子女二十四小時陪伴那再好不過了，還有什麼比得過親人照護的療效啊？怎麼又弄了個照服員來看護，這不是添亂嗎？這女孩日夜黏在父親身邊按摩、搧風、說話讓人倍覺窩心。卻也讓我這個看護有點手足無措，因為無論是否需要或是否正確她已經做得夠多了，我在一旁只覺得分秒困窘難以伸展。隔天白天，這女兒自己的家不回跑到姑姑家補充睡眠更教我一頭霧水。女兒前腳離開，母親後腳進來，倒像台灣政壇這些大頭症的人搞王不見王。不知是否滿腹委屈無處申訴，一股腦兒的對著我這陌生人細數她兩個女兒的百般不是，這才慢慢解開我心中的一團疑惑。

母親說她與先生一生窮苦勤奮，但先生為了孩子的學業寧可不斷貸款來供應所需，也不樂見子女的學業中輟。大女兒甚且唸到醫學碩士，畢業後也任職於北部一家知名醫院。但兩個女兒從小對父母就頤指氣使從無好臉色，出社會後也從未回饋父母的債務分毫。甚至在夫妻倆極度拮据的情況下，丈夫放下尊嚴開口向女兒借貸五千元卻換來一陣奚落，與母親更無話可說……這個母親說的義憤填膺、情緒難平。半年前先生胰臟癌開刀後，大女兒在病榻前對不曉得是否清醒的父親說：她以前對父母太不孝了，這段日子她會好好陪他。所以，看護是母親自費請的，因為她不領這女兒日夜照顧之情。而女兒私下又請醫師安排只要有單人病房就將父親立刻移入，希望給父親最好的環境。聽了好糾纏、好心痛的一個家庭故事，父母拼命賺錢努力改善下一代的環境，卻疏於陪伴溝通造成現在的水火不容。我婉言告訴母親：大女兒真的把父親照顧的很好，她真的很想在父親的最後一哩路盡自己的最後一份心意。如果因為這樣的機緣能讓大家盡釋前嫌讓家庭重獲溫馨圓滿，我相信先生一定也會很放心。母親不置可否無從回應，也許糾結太深太久了，需要很大的力量才能讓這列車重新回到軌道吧。下午沒有親屬的時候進來一個年輕，打扮時髦的小女孩，原來是小女兒，很年輕，頂多二十來歲吧。站在父親的病榻前看不出一絲溫暖、愁容，感覺像這個探視好似一種交代吧。摸了下沒有回應的病人，沒說什麼轉身就走。酷酷的表情，有點屌的肢體語言，看來這小女兒跟雙親的和好還有更長的一段路要走。只是她不知道父親已經沒有多餘的時間給她了嗎？看起來，現在的她一點也不在乎……。

這次入院之初醫師早已提醒，患者的生命隨時會在一、二天內終結，雖然現在情況看似穩定，但癌末患者誰能逆料呢？也許上午還能坐起進食有說有笑，晚上生命卻戛然止息教人措手不及。四十初頭的大女兒言談間對母親語多保留，多數不予置評，顯然心中對母親仍有許多難以放下的怨懟，而我依然只是一位尷尬且多餘的看護。大女兒對父親的護理有些只是出於對父親的認知和身為女兒的撒嬌，尤其有時間急迫性的補償心理，有時有違醫護照護，而我只能噤聲觀察，畢竟她是患者家屬又讀了那麼多年的醫學護理，唉！

第三天上午來探視的母親很為難的告訴我，女兒想繼續留下孝順父親，所以看護的工作希望到此結束，頻頻的說著不好意思。結清了二天的看護費用還不斷地道歉著，我開心的告訴她其實我如釋重負，請她別再介意。並告訴她本來就該這麼做的，這樣對先生才是最好的照顧，這樣很好。離開時，大女兒始終背對著母親不發一語，對她而言如何得在父親極短暫殘存的生命裡了卻自己多年來的遺憾才是最重要的課題吧。這段期間充其量只能稍稍滿足自己的心安，至於真誠的孝與順卻早已來不及了。而眼前的母親恐怕更難以自身所學及性格得以讓關係逆轉，最教我難過的是躺在病榻上如風中殘燭的父親，如果還意識清楚，他一定多麼願意盡最大的努力延續生命來圓滿缺憾。因為他太清楚，他走後這個家的殘缺裂痕將更形擴大與嚴重而牢不可破。我如釋重負的走出這個凝重的病房，心裡卻一點也輕鬆不起來。無怪乎鄉俚俗諺那麼誇張且諷刺的告誡我們：在世孝順一粒花生，卡贏死後祭拜一顆豬頭。我很喜歡我們和子女們每在電話結束前說的那句：天主保佑，很愛你們。隨時讓親人感受彼此的關心、愛意與溫暖。

離開後一週恰巧遇見當時同病房的看護，不自覺關心起那位父親的病況是否有所改善。結果大出意料的同事卻彎曲了她的食指說：我離開後的第二天那位父親就走了。單人病房都還來不及住進去，更別說有那麼多急待補救的愛等待著圓滿！雖然我們早已看慣了生命無常、瞬息萬變，但我還是難以接受自己照顧過的病人這麼極速的病情惡化。大哥走了不再疼痛遠離病魔，只是在他嚥下最後一口氣的同時，雙方是否都還有未了卻的遺憾呢？即便連最基本的單人病房都還沒入住呢……。

心態改變眼裡的風景

照顧過一位癌細胞已全身擴散的大哥，醫師診斷最多不過二個月的生命可過，這位大哥承繼祖產菸、酒、檳榔樣樣不缺，很懂得揮霍生活。三十年前一次又痛毆了老婆並將她軟禁，老婆深夜趁機逃離後自此離異，卻不知當時已懷下小兒子。從此大兒子跟著父親，不顧眾人反對堅持生下的小兒子跟著母親，過著幾乎老死不相往來的生活。在病房裡見到的是小兒子，每週至少一次南下探視的是小兒子，付看護費的當然也是小兒子。父子見面時說不上幾句話，私下和小兒子聊天他也語多無奈，說他長大後父親會找他的時候不外乎酒駕被關等他來付錢交保、做假牙或有紅單找他付錢，臥病躺在家裡姑姑就打電話要他來處理……那老大呢？喔！人在國外，已經連絡他了。私下聽患者提起卻不曾說一句小兒子的好或對小兒子的虧欠，言語間盡是對大兒子的思念與讚賞。小兒子的看護費用幾乎不曾按時給付，因為他真的經濟拮据。對他而言這是一筆龐大無比的負擔，我也從不提及看護費一事，直到有一天他電話中告訴我：大哥，對不起，我已經賣掉那部重機，明天可以拿到錢給你看護費用。掛斷電話的同時，我的心裡好酸、好酸，愛哭的我真的好想讓眼淚盡情放肆，即便早已事過境遷的此刻，眼淚還是不自禁的流下臉頰。近二個月的時間我靜心的陪伴、引導、鼓勵，希望大哥卸下心防面對現實。終於他錄下了一段話感謝他的小兒子並懺悔他以前的百般不是，也在小兒子來探望時親口說出他的感動。雖然小兒子沒有特別激動，就像他告訴我的：這是他該做的，他不做誰來做？對這對父與子而言，這也是我該做而能做的，至少減少雙方的遺憾吧。一個月之後大兒子回來了，對他的父親感覺比小兒子還生疏，一個禮拜後又離開了。一個午後，大哥的前妻也來看他了，大哥倒是說了很多對不起、謝謝的話。不到二個月的時間，大哥安詳的走了，帶著他人生所有的感觸離開了。小兒子用最經濟的方式選擇交由醫院的禮儀社來為父親做最後的告別，我也抽空前去祭拜，希望大哥一路好走，如果可以也請他多多保佑他的小兒子。我想，大哥怎麼可能走得瀟灑、走得豁達、走得沒有遺憾呢！

我看過隔壁病床一對六十左右的夫妻，先生臥床無法行動，太太悉心服侍照料，非常體貼充滿耐性。原來患者和這家醫院的醫師有點醫療糾紛，所以醫院無限期的讓他住院治療直到康復出院。相處愈久日漸熟悉，患者的暴躁易怒也顯露無遺，尤其在太太離開病房去幫他購買食物用品時情緒愈見暴躁。好意陪他聊天安撫他的心情時倒也不會遷怒他人反而顯得彬彬有禮、言談得體。只是每回太太一回房後總是一連串連珠炮毫不客氣留情的射向她，任憑太太諸般的解釋也不能稍減其辱罵。一次我推著照顧的患者到日光室看電視，發現諾大的日光室只有這位太太孤獨的身影，來不及擦掉的眼淚清楚告訴著她此刻的心情。原來大哥睡著了，她才獨自到這個角落宣洩她的情緒。我和病友竭力的安慰鼓勵她，告訴她她的委屈我們都看在眼裡，這段時間真的辛苦了。不料接下來竟然聽到一段令人匪夷所思，無法置信的內幕。原來，她和患者早已在二十幾年前就離婚了，這位前夫早已再婚且髮妻還在。她之所以仍在病榻旁無怨無悔的悉心照顧，只為了婆婆和小姑的苦苦央求，卻得忍受臥病前夫極盡尖酸刻薄的百般奚落與刁難……一時間，我和病友竟啞口無言，擠不出隻字片語來應對眼前的驚訝。沒想到，台灣令人作嘔、極盡誇張只會灑狗血不長進的連續劇竟然活生生的出現在眼前，我無法理解這是什麼樣錯綜複雜的故事和態度才能成就眼前的事實。我不敢，也無法繼續往下想了……因為這顯然不是我小小的腦袋能裝得下的，只能祈願大姊一切平安、一切都好。

那是在健保房照顧那位機構送來固執孤寡阿伯的時候，對面床住了一位五十初頭年齡與我相仿的患者。見面的剎那心中一陣絞痛，他沒有別人黑白分明的眼眸，眼珠滿佈著沉重的黃濁，很少很少見的黃濁。雖然心裡清楚沒有多問，勇哥倒是不當一回事的告訴我肝癌末期，才出院不久就又回來了。勇哥像個不甘寂寞的人，喜歡主動說話、聊天，這個病房裡他住得最久，所以我都稱呼他班長。其他三床沒有他不認識、不知道的病情，也許年齡相近吧特別喜歡找我聊天，也常常主動準備水果邀我一起分享。知道我有抽煙時更常常找我到空中花園抽煙，每每在走廊見到護理師、護理師總嘆氣的說又要去抽煙齁。我總告訴護理師：沒事啦，我會幫忙看著！真是有點愧對我的工作。但是對於一位癌末的人，我想只要不是違法亂紀，就去做你想做的吧。進出醫院的時間太頻繁也讓勇哥沒有固定朝九晚五的工作，只能到處尋求幫忙打零工的機會掙點微薄的生活費用。所以偶爾聽到他要請假外出，其實是要到朋友的魚塭打零工賺錢，醫師也很了解他的狀況，只要情況不是很差八成都會配合。勇哥還有母親同住，母親是中度智障，屢次想申請中低收入戶卻每每不得其門而入，只能依賴醫院的基金會填補他的住院費用。不禁讓人想到屋漏偏逢連夜雨、福無雙至禍不單行的諺語。似乎在社會陰暗的角落裡，貧瘠的家庭總得歷經一連串的遭遇與打擊，是遺傳嗎？還是弱勢的悲歌？這樣的輪迴會不會永不止息。勇哥的化療點滴常常得八個小時才能完成，進出化妝室或到室外抽煙總得推著化療專用的點滴架「我們俗稱小白」。我不知道勇哥身體的感受，只是經常可見他的病服褲襠處常一片黃漬，身體不舒服時他會要求醫師幫他加強藥劑。我沒有和他談過生死的話題，倒是他曾拿過一篇肝癌栓塞治療的報導給我看，似乎很想去做嘗試，我也鼓勵他有機會不妨試試。一個多禮拜的時間，一個訪客都沒有，我照顧的阿伯至少還有機構的人偶爾探視一下，勇哥卻一個也沒有……離開阿伯後一個多禮拜還曾在樓梯間見到勇哥，他好高興的直問我現在在哪間病房。而今，我不知道勇哥還在不在？我想告訴他：我減少抽煙了。沒有特別的原因，只是早已年過半百的年紀，是應該別再讓妻子繼續為此而生氣或擔心了。如果你還在，我很樂意陪著你一起抽煙。我並不為勇哥擔心，事實上勇哥的生命早已脆弱到隨時可能化為灰燼。我擔心的是，勇哥中度智障的母親呢？她會在哪裡？她能怎麼過？

在冗長的照服過程中，每當需要外出取食或購物時，我總習慣在醫院的長廊裡緩步前進來調和自己的情緒和身體機能。也會讓自己在心中喃喃自語跟自己對話、自問自答，讓世界靜默得彷彿只剩下自己。交錯的人行中最常見到二種人，一種是推著化療點滴架的小白或掛著黑色化療袋點滴架的癌症患者，在醫院裡讓人感覺癌症就像流感一樣的稀鬆平常。另一種是穿著淡粉紅制服忙碌推著病床的佐旅員，我喜歡稱她們為佐「旅」員是因為她們的工作性質。舉凡住院患者需要任何檢查、開刀或復健，佐旅員總準時無誤的接送。三十人左右的編制得三班輪流負責整個醫院全天二十四小時的接送，其忙碌可見一斑。幸虧急診患者安排進病房時已經由志工協助推送，否則佐旅員的任務負擔將更形繁重。醫院待久了跟佐旅員、膳食配送員和清潔員總會愈來愈熟，碰面時總習慣寒暄兩句，跟她們說聲辛苦謝謝她們。也許不是有那麼多人願意主動對她們釋出善意和謝意吧，總覺得她們和自己格外親切。有機會在醫院見到她們時，如果您也願意微笑說聲辛苦了、謝謝妳，簡單的一個動作也許會改變整個醫院一天的歡樂循環呢。尤其是醫院的清潔員真的格外辛苦，每個人至少負責一個護理站的清潔，病房的清理算是最輕鬆的，一些缺乏道德心的使用者造成的配膳室髒亂和污物室的雜亂異味常常教人不忍卒睹，護理站頻頻貼出告示道德勸說依然效果有限。每每在配膳室遇上清潔員正在清理時，很少見到邊清理不邊嘮叨幾句的清潔員，我也只能搖頭嘆氣拍拍她們的肩膀說聲辛苦了。我們總習慣把身邊的水果、食物分享給熟識的清潔員，工作時間不短、薪資絕對不高、工作份量從來不少。她們的生命比我們更堅韌，她們做的事比我們更重要，我不懂為什麼可以看輕這些底層的工作者。照服員、清潔員……就因為這些工作你不喜歡、你做不來，你更應該對這些人油然而生更多的感謝與更高的敬意不是嗎？最近還聽到有立委提議，讓酒駕致死的肇事者來清洗亡者的大體。雖然能體會立委的焦慮與用心良苦，但也不得不佩服咱們立委的算是天馬行空抑或別出心裁呢？真夠勁爆了。清洗大體，是一件多麼莊嚴、神聖的行為啊豈能當成兒戲。用亡者的大體來驚嚇、恫嚇肇事者，不僅對亡者不敬、更是對死者的再次蹂躪。太驚嚇了，活人喊投降的無計可施，全賴亡者堅強自己報仇……世界太平……。

人間有情，五味雜陳

假日，醫院裡難得清靜的時刻，空蕩蕩的掛號大廳門可羅雀，不見平日像菜市場般摩肩擦踵的熙來攘往。護理師編制減少，主治醫師也難得休假，病房間除了探訪的親人訪客外再無其他。那是一個假日的午後，一間健保房裡的吵雜撕裂了寧靜的空氣。吵鬧聲由遠而近，叫罵聲由小漸大，兩派人馬加入的人愈來愈多，終於從病房裡吵到病房外。醫院裡很常聽見的三字經、五字經紛紛出籠破口大罵。無視病房長廊驚訝的人群注視，更別說病房內其他患者、家屬和看護的惶恐，彼此猖狂叫囂頗有一觸即發的戰火感受。遠遠的我連不想一探究竟都被強迫接受，因為嘶吼的音量句句清晰傳來，讓你無法關閉你的耳膜。原來又是一樁爭產的醜事活生生的在眼前實況轉播，兩派人馬互相攻訐指責難較高下，不下十個人的口水叫戰氣勢磅礴，一時間竟沒有人敢勇敢向前執行正義，紛紛讓出一段空地保持一定的距離。我詫異怎麼還不動起手來？打死一個少一個、不就多分一些，何況這裡是醫院，急診室就在樓下方便得很。也許我想的正中這些人的下懷，吵吵就好別搞死自己，耍耍嘴皮無妨，衝鋒陷陣交給別人，死了就什麼都沒有了。反正最後都只是例行公事的不歡而散，從來不會有人想去了解結果如何？在醫院裡這樣的事還怕少見？只是手段技巧各有不同吧。我有幸不在那個病房裡，所以無從理解臥床的當事者的感受，心裡該是怎麼樣的一番滋味……。

我和內人都喜歡在安寧病房的照護，能夠在一個生命的終結陪伴、聆聽、照護是非常可貴別具意義且嚴肅的一件事情，通常安寧病房也比較安靜、單純多了。那是一個平日晴朗的午後，我在安寧病房的雙人健保房裡進行照護，隔壁床是位安靜孌有質感的老太太。午後二點多，近中年的一男一女來探視老人家，彼此都見過面習慣性的點點頭，他們是老人家的女兒和小兒子。三人說話都輕聲細語慢條斯理的，姊弟倆和母親閒聊一會後話鋒一轉，提及母親的存摺、印鑑和權狀。原來母親把所有的存摺、印鑑和權狀都交給大兒子，姊弟顯然放心不下，所以背著大哥攜手前來希望能勸阻母親改變心意，至少能把它們分開存放以防將來有變。歷經近小時的攻防，姊弟倆還是輕聲細語的循循善誘、鉅細靡遺的分析，母親卻始終不慍不火的安撫他們要相信你們大哥：他不是那樣的人。不得其門而入的結果，姊弟終得告別母親離開，和來時一樣和氣而沒有一絲不悅。我很佩服這位母親能把小孩教導得這麼彬彬有禮、謹守孝道。更佩服這對姊弟即便心中有再多的疑慮仍然謹守本份的不敢逾越，任誰都期望有一個完美的結果，可是所謂的完美通常又很狹隘的體現己意即為完美，真心祝禱他們兄妹三人在這件事上最終能獲得彼此的和諧完美。

曾經在單人房照顧一位年紀小我幾歲的頂客族，夫妻二人都擁有高學歷，先生在建築業一帆風順頗有成就，太太結婚後就一直在家打理家裡和先生的一切。二人非常恩愛，就像他們說的，他們的人生確實就像旁人眼中羨慕的人生勝利組。直到有一天，先生覺得不適就醫檢查才發現罹患癌症。初期在藥物控制及工作時間調整下，似乎還能和癌細胞和平共處，直到父親離逝忙於工作又忙於父喪之際略有疏忽，癌細胞卻已大肆地攻城掠地且一發不可收拾，醫師診斷不會超過三個月的時間了。先生性情溫文儒雅極具內涵且非常有禮，凡事盡可能不麻煩別人，在需要你的時候他會細語輕聲的告訴你：麻煩你……他是非常難得的一位病患。這段抗癌的日子應該已歷經一些歲月，先生的心情少見起伏，似乎隨時都已做好準備。我相信他一定極力壓抑他對妻子的不捨與未來的擔憂，因為他很清楚他必須用自己來引導妻子的情緒往更多健康正面的方向走。夫妻倆喜歡回憶舊往與我分享，並翻閱一張張年輕的照片述說著照片裡頭的故事。太太總無法克制情緒的淚流啜泣，不一會總能收拾心情重拾歡顏，看得出來這對鶼鰈情深的夫婦都努力的在為彼此盡最後的一分心力。夫妻都已商討且擬妥告別式的邀約名單，先生並嚴禁太太不得洩露他的病情及入院的任何訊息。他說訪客來探視談的，問的永遠都會是相同的話語，何必勞煩別人又逼迫自己得一再重複的回答相同的問題。太太除了回家梳洗，準備物品外幾乎二十四小時寸步不離，先生不忍她的勞累請太太向公司申請看護，又因太太擔心所請看護不如己意，所以只向公司申請三天。三天裡除了傾聽外，我盡可能提供相關病情的照護方式，夫妻倆異口同聲地說沒想到能跟請來的看護這麼像家人般天南地北的聊，希望我能持續照護直到先生的離去。我委婉的謝絕了他們的請求，看得出來他們的失望，但我相信對彼此而言都是最好的決定。其實太太二十四小時在身邊對我而言是最大的干擾，我沒有辦法充分發揮應有的照護功能，精神上卻多了一位需要照護的人，更重要的是我的作息將完全受到太太的干擾更形紊亂。評估之後會有更多看護能勝任他們的需求，而我，原本輕鬆的工作可能搞得自己更累，所以只能婉轉拒絕。對我和內人而言，單人套房從來不在我們的照護選項裡，一來單人病房患者或家屬的心態或多倨傲，有些要求吹毛求疵，最怕財富與品格恰成反比；二者每日的看護費用並無不同，行動空間被緊緊侷限，不幸遇上龜毛的病患或家屬，對看護而言，單人病房儼然變成另類的狹隘監獄；三是對我而言效率最低，在健保病房你可能隨時得以協助其他家屬照護或請不起看護的患者，也隨時能獲得支援的人力。也許我們比較另類，不過確實有許多看護是抱持同樣想法的，離開這對年輕的夫妻是因為自己太清楚他們的感情，這段時間妻子一定會更將所有時間傾注在她先生身上，而且時間愈近壓迫愈強。他們其實真的不需要夾雜一個看護，這是屬於他們夫妻倆的最後一刻，該讓他們彼此完完全全的擁有。

病房裡患者間最喜歡分享的無非是自己的病歷，尤其是遇上欣賞的醫師更會不厭其煩的為他歌功頌德的大肆宣傳，我總會特別留意自己經歷過的醫師隨時做下記錄。我發現讓住院患者或家屬豎起大拇指的醫師都有一個很大的人格特質，就是「謙遜」「親切」。尤其是「親切」更讓人折服且津津樂道，最容易快速收服人心。在幾次的照護中，我曾不斷被這些醫師當著護理師，家屬面前不吝誇讚，稱讚我的觀察細微，把患者照顧的無微不至才能恢復得這麼快。當你從他們的態度與言談中獲得真心的讚賞時，那照護上的種種辛苦都會瞬間煙消雲散，同樣的也能打從心底讓自己更肯定自己的照護價值。這類醫師不但是專業的名醫，更是視病如親的仁醫，只要有所需要，他們從不拘泥一天幾次查房，甚至週六、週日他會突然出現在你眼前讓你感動莫名。同樣的，我也曾幾次在醫師查房時鉅細靡遺的提供我的觀察時，冷不防一張鐵青的臉看著我迸出一句：是你醫師還我是醫師？遇上這種醫師心裡總五味雜陳，當然無庸置疑的你是醫師啊！真不敢相信，這麼幼稚的言語會出自一位受盡高等教育的高等生物的嘴裡？難道連你都懷疑自己？很想建議他趕快去掛別的醫師的門診，好好搞清問題！看護是病患最貼近的照護者，如果我們提供的訊息愈完整，是不是更有利於醫師對病情的診斷及評估，更能有益於患者的康復出院。私下竊喜的是這樣的醫師從來不曾出現在患者彼此私相授受，大舉推薦的名單中，顯然大家心中那把尺是那麼接近雷同的。直至今日，我還是習慣在醫師查房時詳盡提供所有觀察到的訊息，除了善盡自己的本份外。也想提醒這類醫師，當你與你的病患出現醫療糾紛時，我也必毫無保留的在法庭上詳盡提供我的所見所聞，這或許也是對龐大的醫療系統所能善盡的一點責任吧！

如果，你曾經偷偷拉上病房床欄為你臥病的家屬燒符化厄，請你千萬千萬別在病房裡再做同樣的事。一來你所託付的神明視力可能不好，功力可能也遠遠不足，竟然需要拿符到病床下燒才能搞清楚對象，才能產生效應；二來你所仰賴的神明的醫療水平很不靠譜，這樣的事祂也教你幹得出來，在可能充滿純氧的病房裡要你燒符，到底是來保平安還是來捅漏子的。不清楚其他醫院的情形，我想諸如此類的狗屁倒灶離經背道應該都大有人在吧。可怕的事，我們通常只能後知後覺在家屬偷偷燒完符咒後才會聞到空氣中的焦味，訓斥早已不及，危險卻無時不刻的存在。既然送醫，請完全相信醫護人員的專業，並完全配合醫護人員的指示治療。台灣的健保是窮人的唯一福利，相信我們的醫療吧，即便政府毫無作為的只想不斷提高相關費用。

忐忑，請給妻子多一點愛

住院患者並不全是已開完刀或剛離開加護病房的病患，極少部分來自急診掛號醫師評估需住院觀察的，稍事醫療照護也許根本不用開刀就出院了，還有三分之一或近半的住院者其實都以更忐忑的心情提前入院等待即將來臨的動刀。距離開刀的日期也許三、七天，這期間有更多一連串的各項檢驗、放射科的各種顯影照像侍候著，直到一切指數控制在開刀的安全範圍內。這時候醫師或者助理會來告訴你：排明天第幾刀或第幾檯，約莫是幾點左右。這時起也許你會需要準備禁食、禁水或清空肚子裡的穢物，也有人開始我佛慈悲的喃喃禱告希望手術一切平安順利。術後大多在恢復室裡持續觀察並等待麻醉藥退，然後送回普通病房，少數需得在加護病房做二十四小時醫療照護者會直接轉送加護病房。但，不論如何，最終還是得回到普通病房繼續治療直到出院。所以，普通病房就像一座中途島或轉乘站般迎來送往，做病患出院前的最終守護。

就我所見的住院患者比例是男性遠高於女性，而且比例似乎還蠻懸殊，這樣的現象其實應該不難理解。自古勞動力需求較高的工作偏多男性，印象中的菸、酒、檳榔、K毒者很少女性。不過在所謂前衛的潮流下好像在快速改變呢！飆車、鬥毆、意外頻傳者也男性居多……可能還有更多男性忽略或不自愛的太多因素造成這種現象吧。相較之下，台灣的女性真的，真的很偉大。常見七十幾歲的先生住院，太太還堅持陪在身邊看護著；卻難得一見老妻住院是老夫躺在陪睡床陪侍照顧的。我常在心裡暗自嘆息，台灣的男女平權運動不可不謂一直蓬勃發展，而且許多男性不僅樂觀其成更親自投身兩性平權裡。只可惜還是有那麼那麼多女性一旦媳婦熬成婆後不自覺的依樣畫葫蘆的鄙夷媳婦，甚至在少子化的現實下更形重男輕女，諷刺的是，女性反而是許多人提倡兩性平權的無形障礙呢。

我堅信，一位經歷過生產、撫育、教導子女的母親對痛苦、磨難的忍耐指數是遠高於男性的。尤其現在多是雙薪家庭，女性下班回家可能還得一手包辦煮飯燒菜、洗衣打掃等家庭瑣事。在傳統的大家庭裡也許還得被迫充當許多家人的情緒宣洩口，年老時還得扮演先生的專職看護。如果過程中你是這麼樣悠閒的袖手旁觀，那該多情何以堪啊……先生住院↓妻子照顧、媳婦照顧、看護照顧，一切天經地義；妻子住院↓媳婦照顧、看護照顧，也都順理成章。過程中，先生不見了，兒子不見了，怪的是，男人怎麼都不見了，而這一切也似乎都理所當然。這是我在醫院看護過程所見的常態，這才讓我驚覺，女性才真正是家庭裡的隱形支柱啊。一個家庭失去所謂的一家之主時，也許經濟各方面頓失依據讓人感覺風雨飄搖，但我相信他的另一半會以無比堅毅超乎你能想像的意志撐起這片天；一個失去女主人的家庭，讓人感覺哀傷過後將一切如昔，可惜我們卻常見到走樣或毀敗的不同結果。原來，每個人都是家裡的一片天啊，這個家庭原來需要這麼一片一片的天層層疊疊將它厚實支撐起來啊……。

在不斷日新月異的生技醫療研究下，人類的平均餘命不斷不斷的竄高。這些醫療生技只是不斷地延長你我的生命，而不能延長生命的健康與尊嚴。每思及此我都渾身顫慄不安，如果哪一天我無法自主得靠著醫療生技來延續生命，那該是多麼殘忍的一件事呀。更糟的是，在平均餘命不斷提高的情況下，男女的平均餘命似乎也漸拉漸遠。在正常的狀態下，每一位女性都將比男性多活至少七年。也就是說，如果你與你的配偶同齡，那麼你的配偶至少需要守寡獨自生活七年；如果你比你的配偶年長三歲，那麼你的配偶更得承受長達十年的孤寂生活，而且這一段長時間的獨自生活都會是在接近八十歲的老年才開始。我相信全台灣的男性其實都很清楚未來的事實，問題是，你勇敢面對及早準備了嗎？或者是，哈，到那時你早已眼不見為淨了呢？人常愚昧而不自覺的做出一些矛盾自私的行為，問神求神卻不敬神畏神。當心中疑惑難解或訴求無門時，總能想到到廟裡卜卦問神，無能且無助的尋求答案。但除此之外，許多言行舉止卻與神意往往背道而馳，什麼善惡果報，因果輪迴早早拋諸腦後。人，落難了，很懂得問神，開心了卻不見與神分享。長照也許是最現實且沒有人可以逃避的因果印證，執政當局雖然粗糙的用提高菸捐來籌劃財源，也暫時推出當然還不能滿足共識的長照2.0擴大長照的照護範圍。除了在每次大小選舉中更睜大眼睛選出真心為人民做事的喉舌、淘汰披著羊皮的狼之外，也懇請執政者鼓起勇氣加速改革。而我們是不是更應該劍及履及提早為自己準備，更提早為另一半的老年準備。縱然經濟上的準備需要長期的經年累月，但言，行上可不可以從現在開始，「每天給妻子多一點愛」。

祝福您，更祝福您的妻子，平安、健康、喜樂，長存永在。

愛的痕跡——願為一個笑而努力

在我敘述中的照護個案裡有部分是內人的照護個案，為圖方便都以第一人稱的方式書寫。在接觸過愈來愈多的病患和看護後，心裡不自覺的對內人照護的細膩、用心、耐性和同理心愈發敬佩。一個看護獲得醫師、護理師和病患及家屬的誇讚稱許，說真的我並不覺得有什麼特別。但是能經常讓同是照服員的夥伴豎起大拇指，尤其是有些很刁的照服大姊的嘉許及信賴，我深感不如並打從心底佩服。我很清楚內人對病患的照服早已提昇到另一層次，也許那就是接近視病如親的理想了吧，以下的個案也是內人近兩個月的照護經歷。

接到照護個案時是在雙人房裡，臥床的是年紀剛過八十的伯伯。身材不高、體格有著莊稼人的精實碩重。因為皮膚癌併發淋巴腺癌已經多次進出醫院的病房，身上手掌，手臂，背部多處有著杯口甚至碗口大的爛瘡，傷口上是讓人觸目驚心的斑斕顏色，從淡綠到深綠都有。伯伯有著一般莊稼漢的勤儉務實，也夾雜著蠻根深柢固的重男輕女觀念。身上多處傷口的痛楚讓他無法固定的休息，即便後來注射止痛點滴仍時時聽見伯伯不分晝夜呼叫內人的聲音。在雙人病房的照護不到五天就轉到一般的健保病房。家屬為了節省可能的龐大住院費用，在聘請看護後由單人或雙人房轉到普通病房對我們而言早已見怪不怪習以為常，雖然覺得這樣的邏輯很彆扭也實在不好開口說什麼。轉到普通病房後確實病床間彼此干擾增多，伯伯脾氣的陰晴圓缺也更頻繁的轉換難以拿捏。雖然過程中有家屬提議要讓伯伯再入住單人房好好療養，最後也都無疾而終。我常說照護病人的身體簡單，照護病人的心理才是挑戰，尤其是照護一位重男輕女的莊稼伯伯愈發困難重重，沒有相當的耐心恐怕一個禮拜換一個看護都不夠用。斜對床有一位大姊和他的小叔日夜輪流照顧她癌末的公公，兩個人私下對內人讚不絕口。在長達兩個月的看護期間不僅成為無話不談且彼此照應的好朋友，也是內人在這段時間裡很重要的精神支柱，直到現在彼此都還時有關心聯絡。

伯伯育有四男一女頗符合他重男輕女的宗旨，尤其聽到唯一寶貝女兒的姓名更會讓人哭笑不得。老大和老三在北部、老二和老么在附近、女兒也嫁到台北，兒女都非常孝順。在附近的二個孩子每天早、晚、中午一定都會有人過來。老三更是每個禮拜都會南下停留二、三天再北返，女兒也同樣不辭辛勞的每週至少二天南下幫伯伯準備各種營養食品。兄弟姊妹對內人的照護也頻頻感謝致意，每次總不忘特意幫內人帶一杯咖啡、一份報紙、一杯豆花或蛋糕或水果，總細心聽著內人的照護報告和叮嚀，也一直和主治醫師保持密切的連繫。我深信對內人而言，家屬的肯定尤其是一份堅強且堅定的力量讓她持續做好對伯伯的照護。伯伯喪偶獨居已經一段時間，每次身體稍微好轉出院後總不聽勸告的又在自家庭院的園子裡噴藥除草，完全無視於他手臂、身上沒有癒合的傷口。個性的偏執再加上獨居的生活更沒有人能阻止他的「胡作非為」，所以留置醫院的時間變得愈來愈頻繁、愈來愈長，而癌細胞也趁機快速的轉移擴散。重男輕女的伯伯似乎對四個兒子也有截然不同的態度與喜好，而且毫無保留表現出心裡的孰輕孰重，教人有點不可思議。遺憾的是，他最鍾愛的兒子都在台北，而每天最頻繁來噓寒問暖的偏偏是他最沒有感覺的老二。每次老二來的時候總很難見到伯伯精神奕奕、開心歡顏，因為伯伯總是沒有例外的假寐半闔雙眼，連答話的力氣都省了。尷尬的時段每天重複不斷地上演，即便內人總刻意和二哥交談伯伯的狀況稍微緩和當下的情況，但，如何抹去心裡的難受？又當如何得以釋懷？真是好大的學問！或者只能繼續著理所當然沒有放在心上的孝順。而當三哥從台北南下時，伯伯總能忘掉他全身的不適，生龍活虎的和他天南地北的聊，完全不像個病人般的活力充沛，直到三哥離開後就像顆洩了氣的皮球又癱在床上。三哥是個很貼心的人，每次來探望伯伯除了幫內人帶個點心外，都不忘特別幫我準備一份。因為他知道我每天都會抽空去看看伯伯、和他聊聊天，我們也碰過好幾次面聊了蠻多。但，即便如此，俗話不是說：手心手背都是肉嗎？難怪有些皮厚的地方非得用力刺它才會痛，有些敏感的地方輕輕一碰還會有人哇哇大叫呢。是誰說的：五根手指頭伸出來本來就是長短不一啊。

每個地方看護費用的收取並不一致，這裡是每五天結算一次，鄰縣的醫院是每四天結算一次。我想原因不外乎患者的平均住院日數通常在五到七天左右吧，所以才有這樣的收費方式。內人說，記得第一次二哥在伯伯的床榻前交付第一次的看護費用時，伯伯閃過一絲銳利的眼神卻悶不作聲，心裡直覺的感覺不妙。果然當晚開始的二、三天內，伯伯開始刻意的講話尖酸刻薄，說話間故意夾雜著不入耳的三字經，只要瞄到內人難得坐著閉目休息時就刻意要她做這做那的，幾乎竭盡所能的刁難叱罵。直到斜對床的大姊看不過去故意提高嗓子的對伯伯說：你再這樣惡搞下去不會有人想留下來照顧你，照顧你這麼難剃頭的病患又沒有多賺一毛錢，誰頭殼壞掉願意像妹妹這麼委屈的照顧你呀，真是身在福中不知福……。沒想到這一番話激起其他二床的共鳴紛紛對伯伯說：他們真的沒見過這麼細心還這麼有耐性的看護，怎麼還有人像你這樣糟蹋人家的。一下變成眾矢之的伯伯似乎從沒預料會引起公憤激起意外的波瀾，一時之間竟不知如何自處只好閉上雙眼故技重施，就當沒有發生過這些事一般。之後，伯伯也輕聲的跟內人說他不是故意要找她麻煩，他很清楚知道她真的把他照顧的很好，請她別見怪。事後還問內人老二拿了多少看護費用給她，獲悉金額後輾轉也放寬心很多。內人將事情經過大略告訴二哥時，二哥大吃一驚連連道歉，從此不在伯伯面前交付或提及看護費用乙事。我們都能理解一生省吃儉用的人心裡一定很捨不得看似昂貴的看護費吧。只是連伯伯這麼固執、勤儉的人此後再也沒有在意過看護費用的問題，因為他很清楚內人對他所付出的遠遠不是他支付的金額所能比擬，因為那是一份猶勝親人般的照顧與體貼。當然，每個人的個性都是歷經千錘百煉的歲月洗煉，可不是一朝一夕的浪得虛名。再加上身心的病痛折磨，患者有意無意地將情緒宣洩在看護身上總不可避免的在照護期間反覆上演。只能理解，多一點將心比心，就能順服自己的心專注在照護過程上。

內人照顧第三週起因為伯伯用藥的調整，造成經常性便秘，內人總藉由洗澡或伯伯想上大號時主動協助挖便。每次總是大有斬穫戰果輝煌，遍體通暢後的伯伯總神清氣爽更顯精神。一日竟然告訴內人：我對妳很不好喔，妳真的對我很好，很好。晚上還會叮嚀內人趕緊睡覺，內人笑回還有十點半的藥得等，伯伯你先睡吧。他笑笑無奈的搖搖頭說：歹勢！大部分時間的伯伯是個慈祥的老人家，個性堅毅不輕易喊痛，但從他的皺眉、呼吸都可以清楚判別他正忍受著痛苦的程度。家屬對內人的照顧早已了然於胸完全信任，且不吝誇獎內人無微不至的照護。殷切希望伯伯出院後內人能陪同回家繼續居家照護，內人婉言推辭後家屬特別拜託內人，只要伯伯住院就請內人務必前來照護，而且能住院多久就住多久。畢竟他們清楚伯伯癌症擴散的情況並不樂觀，雖然部分傷口漸緩慢癒合，但二處主要患處醫師其實有點束手無策的江郎才盡。所以持續住院對伯伯來說是能降低痛楚，獲得最好照顧的地方與方式了。住院近一個月伯伯從臥床到能坐在床沿、坐上輪椅到內人抱著他緩慢移動腳步，復健過程之牛步、艱辛可見一斑。沒有病患對照服員的信任是一開始就產生的，也許直到照服結束都還不見得能獲得患者的信任。無論如何，照服員都無須因此懷疑自己的照護，畢竟在那麼短暫的時間，尤其病患身心都極度不適的情況下，患者並不全然清楚你的所作所為都是以他為唯一的出發點。但是家屬一定能體會、感受你為他們所付出的一切，因為所有的一切他們都看在眼裡。所以，在我們的照護個案裡，我們常會反其道而行，較強勢的要求家屬要多來探視，而且愈頻繁愈好。因為那有助於患者的健康恢復，而這樣的結果不正是家屬僱請我們的唯一目的嗎？

愛的痕跡——感受你付出的一切

第三週吧，一個晴朗的午後，伯伯突然若有所思的主動提及：妳還沒見過老大吧？談起老大短暫神采奕奕、眼神透露出為人父母的無比驕傲與憐惜。因為談不到幾句突然像斷了線的風箏般萎頓不言，瞬間嘎然而止，太多的欲言又止，太多的語多保留，難掩期待的神情裡卻似有諸多的無奈與遺憾。伯伯，一定非常想念這個大兒子吧。隔天，內人把這個訊息轉告給三哥，從三哥口中才得知大哥的過往種種。兄弟姊妹印象中的大哥是一個對情感不專一，對工作不踏實，對父母未盡孝的長兄。所以到目前為止無法擁有一個溫馨的家庭，沒有一份穩定的工作，前前後後已經從父親身邊拿走很多錢，與手足之間幾乎沒有連繫。所以，大哥可能也不知道伯伯目前的情形。因為三哥的連繫，隔週在病房裡見到大哥，沒有太多的激情，沒有預期裡可能的悸動。只是簡單的關懷、問候。也許大哥自覺讓家人失望透頂，早已無顏自棄於家人，又加上自身狀況沒有改善自慚形穢，讓自己與家人漸行漸遠……。很可惜大哥無法體會天下父母心吧，尤其他又是父親那麼摯愛的大兒子；更可惜他沒有從父親的眼神裡讀出對他的疼愛有加，對他的種種放心不下，還有與他見面時伯伯全程的情緒亢奮和溢於言表的興奮。會面後、落幕時，伯伯靜靜的閉上雙眼，淚珠終究禁不住的滑下臉頰，那是內人第一次見到大哥，也是最後一次見到大哥。對伯伯而言，那竟成了他人生中最後一次與這個最愛的大兒子的相見……兩行淚水代表了他對這個長子的多麼不捨……最終只能隨伯伯淹沒逝去……。

隨著住院時間日久愈發感覺醫師手上可用的籌碼也愈來愈少，伯伯開始再次進行電療。曾經有過幾次電療經驗的伯伯也是自覺身體好轉就自行終斷療程，所以對電療多所排斥，內人總耐心的安撫情緒讓電療療程得以完成。由於家屬熟識醫院裡一位醫師，又遇上很nice的一位主治醫師，所以伯伯每天都有二位醫師的查房關心。主治醫師雖然不斷暗示伯伯可以辦理出院自行在家換藥即可，家屬也聰明的充耳不聞、裝聾作啞以拖待變。的確，伯伯的情況就算請個外傭於出院後協助照顧、換藥，身體也只能每況愈下，情況愈來愈不樂觀罷了。只是醫師評估也未提及是否適合入住緩和病房，可見伯伯的情況確實不易拿捏，所以家屬也很有共識決口不提出院一事。住院期間伯伯間歇性的出現失智退化的偶發現象，隨著生理情緒的階段起伏一波波的循環，終於不耐煩的開始跟家屬吵著要出院。二哥每天二次的固定探視就變成首當其衝的質詢對象，日復一日窮於應付的結果，二哥只能以咨詢醫師的意見來搪塞，最後竟只能說準備幫伯伯辦理出院來敷衍脫身。幾天下來同樣的對答，沒有例外多餘的對話，伯伯似乎明瞭也放棄了多言無益的舉動，進而準備採取激烈可行的行動。伯伯開始不與人交談，更堅決不進食，不管內人如何苦口婆心，如何絞盡腦汁，伯伯就是鐵了心的滴口不沾。除了趕緊透過醫護藉由點滴的加強協助外，內人也立即連繫台北的三哥請求協助，三哥當即南下趕來勸慰，伯伯卻依舊無動於衷讓大家看了又心疼又擔憂。家屬最後商議的結果只能屈就父親的固執答應讓父親辦理出院，但出院前還有許多待辦的事項必須先完成。包含外傭的申請、伯伯房間的重新裝修、購置醫療專用氣墊床、看護床和一些醫療輔助用具……等等，獲得伯伯的首肯後終於結束了為期近三天的絕食行動。雖然出院的協議獲得彼此的認同，但是這三天的禁食卻讓伯伯的狀況急轉直下，讓一個月來的細心看護一夕瓦解前功盡棄，情況比入院之初還虛弱還不樂觀。家屬很清楚父親的禁食對身體造成很大的衝擊，刻意將所有準備的腳步放到最緩，但是又必須能讓父親感受到每天都有一些準備動作在進行中，讓他保持即將樂觀出院的準備與期待。

在重新裝潢建構伯伯回家照護環境的同時，內人也再次婉拒回家居家看護的邀請，並請家屬需即刻進行申請外傭的相關事宜。雖然重新申請較廢時日，我們還是委婉建議家屬先聘請居家照服，等外傭確認後再進行交接。後來三哥表示二嫂說她有門路可以馬上搞定，至此我們當然不再過問。與此同時，家屬也積極的進行另一件不可能的任務，希望說服父親願意將郵局的存款轉提出來。一次，再一次、又一次的婉轉勸說，父親由最初的直接回絕到面有難色的不置可否、最終自覺難以回天的勉強同意。三哥也明白向我們表示：兄弟姊妹們對大哥已失望殆盡，多年來大哥也從父親處陸續取走了龐大的金額，父親所剩無幾的財產大家決議不想再有分毫落入大哥手裡，所以才出此下策。伯伯心裡全然明白子女們的顧慮、感受，雖然還有對老大的私心偏頗，卻敵不過太多過往的事實終究黯然點頭。徵得父親的應允後積極連絡郵局人員，約定時日到病房進行確認的工作，三託四請的終於取得郵局人員的首肯並約定好時日來完成這項動作。這期間來探望的兄弟每次總拿出手機秀出照片，讓伯伯清楚知道現在買了什麼，房間裡目前又完成了那些工作？眼看著不出幾天所有動作都將完成，與郵局人員約定時間也日漸逼近，伯伯應該是出院在即了。可是遲遲未見外傭的下落，內人有轉知家屬希望至少在伯伯出院前三天，可以教導外傭並確認她可以完成該有的照護行為，才能放心離開。果然，蹦的一下二嫂載來了一位外傭並讓她留了下來，內人按部就班的仔細教授，耐心的請她重複動作。實在無從理解她是真不知還是假裝不懂或在扮豬吃老虎，任何一個簡單的動作她都漫不經心。每每粗暴的讓伯伯痛到罵人，她還是一副毫不在乎的笑臉嘰哩咕嚕的開心叫著，伯伯獲知她是要回家照顧他的外傭氣得罵起粗話來。斜對床的大嫂和小叔看了二天直搖頭說：完了！完了！這不是請鬼拿藥單嗎？怎麼連這樣的外傭都請來。這一定是人家不要踢出來的，這下真的大不妙！妳這二個月的照顧都要付諸流水了，白白浪費了妳的一番苦心。家屬很快也紛紛看出這個外傭總是嬉皮笑臉的卻什麼都學不會，顯然是個大問題，只是事已至此一切只待明天上午郵局人員來確認後出院再說了。內人實在放心不下，緊緊要外傭跟著她，或嚴厲或輕鬆的反覆叮囑、教導，感覺竟是鴨子聽雷般毫無進展。直覺這如果不是扮豬吃老虎就絕對是頭腦出了問題，這樣的外傭難道都不需要經過篩選？明天，明天上午郵局過來確認完成手續後伯伯就隨即出院回家，剛好兩個月的照護即將抵達終點，暗自祝福伯伯回家後一切平安順遂。

忙了一天的內人在十一點左右梳洗一身的疲憊時，左腳竟無端被用力拉扯般扭了一下，洗了個澡卻毫無來由的跛了出來。因為沒有特別的疼痛感，一時也不以為意。見躺在床上的伯伯呼吸均勻的熟睡了，內人也放心的在陪睡床入睡。直到凌晨二點多值班護理師輕聲的喚醒內人，告訴內人：「伯伯走了」。內人在訝異中幫忙護理師清洗大體，並幫伯伯換上家屬早已備妥的一套衣物，外傭卻還是嬉皮笑臉像看熱鬧般的跟進跟出。內人明白的告誡她伯伯已經走了，她竟然一屁股坐在伯伯的床沿玩起手機哈哈大笑，內人趕緊把她趕到日光室拜託護理師盯著才沒再胡鬧一番。當時我已經在前二天下了班在家休息，接到電話立即著裝趕赴醫院已近凌晨三點。在大廳入口遇見三哥，三哥正要開車離去先回家簡單整理準備迎回父親的大體。我和三哥握手致意沒有多談什麼直接上了六樓，在日光室外見到不知該怎麼形容的外傭，也見到病房外的二嫂，病房裡的內人和二哥。我趨前彎腰在伯伯的額頭劃上我們代表祝福的十字，告訴伯伯已經圓滿一生，願伯伯一路好走。隨著大體送上救護車，我們一路返家沒有太多的言語，彼此一夜未眠。

隔天下午我們心意相通的一起前往伯伯的住處，為伯伯上一炷香後坐下來和家屬致意。三哥得知內人左腳微跛的原因後，起身在伯伯靈前擲卦詢問是否為伯伯開的玩笑，因為伯伯的左腳也稍微微跛。結果答案跟我們想的一樣：是伯伯跟內人行前的致意。彆扭卻不疼痛的感覺二天後不藥而癒。才剛購買的許多醫療器材，才重新裝潰好的房間，伯伯雖然用不上但是應該都看到也體會到了孩子們的用心。郵局的事沒有多問，也許選擇在這個時候離開有著太多巧合與伯伯的堅持吧，因為昨天以前在伯伯身上完全沒有出現任何可能臨終的事前徵兆。只能希望每個人都能體會父母那份難為的心……伯伯去世後一個禮拜，我們也接到斜對床大嫂的訊息：公公在睡夢中離開了。

結束了近三個月的漫長照護，還有不知早已經歷經幾年或幾十年的在家臥床照護了，終於……大家都能圓滿的喘口氣。

圓滿？也許各人心中盡有諸多的不臻圓滿。但是……但願靜下心來，想想為人父母的難為，或許一切就自然圓滿……。

面對才能看見太陽

背負債務的渾身不舒服讓我們更積極接班，希望及早清償負債讓生活回復輕鬆自在，有時三、五天的短班後會直接留在醫院等候下一班的工作。但是，我與內人彼此間還是堅守著共同的默契與共識，那就是保持適度的休息與休閒維持身心的良好狀態為最優先考量。這個代班個案是內人交班獲得休息的第二天，電話中組長拜託內人去代個班，心想不過二、三天的工作就答應了，不料竟成一、二個月的長班。我們組長很習慣在電話裡打迷糊仗，博取你的同情答應後，她樂得又完成一道任務了，幸虧很快的我們也練就自己的一套因應之道，這是題外話不值得多談。相信很多看護都有相同的經驗才是……。

下午三點前抵達告知的緩和病房交班，交班的看護大姊巧合的和內人一字不差的同名，一下子就熱絡了許多。由於大姊的親人車禍住院，必須趕赴高雄照護陪伴不得不請人代班。在個案小女兒面前完成交班細節後大姊就匆忙離去，個案小女兒整個人突然放鬆心情般的告訴內人說：我本來很擔心又要換看護、見到妳以後不知怎麼的我整個人都放下心來了。咦！這句話我已經聽過不下三次了！都是在內人與照護個案家屬見面之初聽到的，久而久之變成一句好耳熟，且讓人倍感肯定驕傲的話，我相信相由心生不是完全沒有道理的。家屬大略的告知父親的狀況，伯伯才六十六歲，來自我鄰近地區，也是全省最富盛名的文旦之鄉。一直從事國道高速公路的工程標案，身材魁梧高大。早期醫師建議洗腎治療時堅持拒絕，拖延了一年多不得不接受事實時，每週已需進行三次洗腎療程。前不久在機構裡不確定是中風或跌倒致內出血進行顱內開刀手術，手術迄今一直陷入昏迷，在緩和病房也已待上一段時間。醫師含蓄的說可能就此變成植物人狀態，不看好會有復原的機會，也要家屬抱持可能會隨時離開的心裡準備。說著說著，小女兒的淚痕早已爬滿臉龐。伯伯有三女一男，這個么女卻是他一直捧在手心裡的心肝寶貝。所以，父親的一切大小事宜小女兒一肩扛起無怨無悔，每天至少二次的來回探視，每天待在父親身旁不下三、四個小時以上，從見面那一刻起小女兒與內人倒像一對好姊妹般的無話不談。完全未知，不樂觀的漫長照護與奇蹟出現的等待，除了隨時保持患者身體上的潔淨外，內人更加勤於為患者翻身和按摩，並隨時在患者耳邊鼓勵、說話。小女兒陪在身旁的時候內人也總請她不斷地和父親說話並隨時撫摸、按摩他的身體、臉頰，讓他的身體感觀感覺親人隨時的關心接觸。

持續不斷日復一日的復健與醫療照護，雖然伯伯的昏迷狀態沒有絲毫進展，但是透過不間斷的持續按摩卻明顯感受伯伯的手腳指尖從冰涼的透白漸漸的轉為溫暖且恢復血色。當內人請小女兒仔細端詳並碰觸感受時，小女兒欣喜的回應內人：阿姨，真的耶，進步很明顯呢，謝謝妳。儘管兩人無從知曉這樣的好轉是否有助於伯伯的意識恢復，但至少清楚確定這樣的轉變絕對有助於伯伯的身體健康，所以兩人更加投入按摩和呼喚的照護動作。一週後的某個上午，一位熟識的看護大姊經過，見到內人照顧著她看護過的患者乃入內打打招呼。這位大姊說話向來大剌剌沒什麼分寸，也沒什麼尺度我們早已習慣。沒想到離開前她突然湊近伯伯的臉龐，大聲的直呼其名說：〇〇〇，你到底要清醒了沒？這突來的舉動竟像電擊般的讓伯伯突然睜開雙眼，出乎意料的結果反而嚇得大姊連連後退差點跌倒，喘不過來的連呼：夭壽，要給我嚇死。說著說著趕快離開了病房。看到這一幕的內人心裡卻欣喜若狂，真的是該說什麼呢？誤打誤撞？因緣際會？冥冥中自有安排吧。雖然突然睜眼後的伯伯很快又闔上雙眼陷入原狀，但是這可是多少日子來伯伯第一次睜開雙眼，讓人確切的感受奇蹟的存在啊！小女兒來的時候內人迫不及待的與她分享這一段奇遇，小女兒流下不敢置信的高興眼淚。也許這個意外事件正是伯伯恢復意識的芝麻開門的關鍵密碼，平常不敢間斷的內功調息，和悉心呵護的外在療養，十年磨一劍般缺一不可的就等這打通任督二脈的驚天一擊才能風起雲湧水到渠成。慢慢地伯伯眼睛張開的次數漸漸增多，臉部開始有了微弱的表情反應，有時嘴巴微張顯然想說些什麼卻力不從心，手腳指尖也慢慢的活動了起來，小女兒不可置信的看著這一切，淚流滿面的緊緊握住內人的雙手激動地說：阿姨，謝謝妳、謝謝妳！妳把爸爸救回來了！妳把爸爸救回來了！內人告訴她是醫院、醫師、護理師，那位無心插柳的大姊，尤其是妳還有爸爸的毅力才讓這一切成為可能的，大家辛苦了。回想照護之初，伯伯的身體冰涼、血壓變化急遽，尤其洗腎過程總有諸多驚險。內人說每天晚上睡覺時都很擔心伯伯突然就走了，因為伯伯的呼吸頻率、狀態一直都極不正常。照護伯伯期間內人幾乎是寸步不離的，一日三餐幾乎都由我一併準備送達。此時此刻我都倍感激動，更何況內人的內心必有更多複雜、豐富的情緒吧。

主治醫師、醫師助理、護理站的護理師和社工人員在近一個月的時間裡，親眼目睹這一切驚奇的變化無不嘖嘖稱奇、不敢置信。一瞬間整個護理站沸沸揚揚了起來，醫助和社工每次見到內人總為她豎起大拇指不忘誇獎肯定。其實在伯伯受驚嚇刺激睜眼的同時，我覺得內人做了一個關鍵的決定加速了整個復原的速度。那就是內人有感於子女間來探視頻率的懸殊乃提出一個讓她可以繼續照護的條件，就是子女們必須儘可能抽空來探視父親，否則內人就結束她的照護請其他看護接續。幸虧好意獲得手足間的認同、肯定，彼此間更緊密結合關心父親身體的進展。內人之所以有此大膽舉動，是透過長期觀察，聆聽發覺小女兒長期肩負父親養護事宜反而讓其他兄姊疏於連繫、探視，漸漸衍生不必要的誤會。特別在身為獨子的兄長在娶了中國外配後，由於在民俗風情、文化差異的極大落差下，再加上彼此鮮少充分聽取對方的心聲，間隙與誤會油然而生不斷擴大。竟至讓家境優渥的家庭卻將父親送往機構養護，彼此的交集自然愈來愈少。透過內人搭建的橋樑，手足間凝聚愈來愈多的穿梭，很多熟悉的感覺一樣一樣回到彼此的心田。我們一直堅信：親情，絕對是伯伯得以快速恢復的最大且唯一動力。內人更沒想到的是這樣的舉措間，竟然讓伯伯得以結束在養護機構的生涯，回到他終日魂牽夢縈的家園。無怪乎日後伯伯每次見到內人總是情緒激動緊緊的握住她的手不放，內人所做的，他必然感受良多吧！

就在伯伯緩慢逐步的好轉過程中，醫師也轉達小女兒不日可能得辦理出院的訊息。雖然從可能昏迷不醒的植物人，甚至被告知隨時準備失去親人的地獄，轉眼間看見天堂的美好和未來的期待，滿心期待的小女兒其實更希望父親能在醫院多待，能待多久算多久，所以她有點失望，也害怕這個訊息的到來。不數日，在一次例行的抽血檢驗中發現不明的細菌感染，在培養出菌種並成功治療之前伯伯暫時被列入隔離床，這個闖入的意外反倒讓小女兒放下心來。這段期間和內人更交換了許多意見，確定不要急就章的取得外籍看護，最可貴的是兄長和嫂嫂更開始積極打理父親出院後回家照護的環境裝潢和整理。雖然小女兒堅不放棄邀請內人回去居家看護的念頭，內人還是請她趕緊把握時間從頭申請外籍看護，而且承諾在外籍看護到來時會入住伯伯家教導直到外籍看護熟練一切照護動作為止，小女兒至此才放心積極申請外籍看護。歷經半個多月的隔離治療終於成功解決感染細菌，也獲得隔離的解禁，醫師也開始提出準備出院的要求，小女兒與內人默契十足的以不易找到看護到來前的臨時養護機構為由，成功的拖延一週又一週。直到沒辦法不得不辦理出院時，才連絡早已準備妥當的機構來接走伯伯。此刻的伯伯已經能勉強簡單開口，只是仍然虛弱的需要我們湊近耳朵才能聽得清楚。出院前伯伯也清楚知道這次只是暫時在機構等待看護的到來，不用再忐忑擔心自己的未來。

一個月左右內人接到小女兒的來電確認外籍看護已經來到，內人也在最短的時間內依約前往伯伯家開始教導外籍看護所有的照護細節。內人並大讚外籍看護的乖巧與聰穎，誇獎她學習的速度和細膩，特別是主動不需提醒的態度讓人放心。內人也大略轉知家屬印尼外勞的喜好和大致需求，隔天晚上特別請大哥載她到印尼商店採購必需品並幫她買了最喜歡的炸雞，讓印尼看護喜出望外回家後一直跟內人THANK、

THANK的謝著。家屬也很感謝內人所提供的資訊，決定每個禮拜載她外出採購一次，讓她可以放心也放鬆的照顧他們的父親。第二天一早還在伯伯家巧遇醫院的醫助和社工，她們固定時間會前往更換鼻胃管等相關醫療器具，見到內人的一刻無不驚喜雀躍的說：救命恩人怎麼也在這裡？實難想像內人還刻意前往協助。前後三天的時間內人全然放心外勞所有的動作才完成她的任務離開，在離開前內人還特別用電腦打了一張每天的照護表格。每個事項都同時標列中文和印尼文，並逐一和外勞確認無誤，讓外勞和家屬彼此清楚所有的照護時間和流程以及每天完成的動作。這張表格可真的讓家屬和外勞同時讚不絕口、點頭如搗蒜，當我見到這張表格時也不禁對內人的細膩和精神佩服得五體投地。我不諱言，我絕對不會想到去設計這麼一張讓家屬和外勞都明白不過的簡單表格，這麼輕鬆的可以知道何時該做什麼？今天又完成了哪些？太多的地方，確實自嘆弗如！

在伯伯可以開口勉強說話的那段期間，伯伯告訴內人一段從不曾為外人道的故事。伯伯說因為他經年從事高速公路的養護工程，所以常常運用工作之便在鄉里間進行多次鋪路、維護的工程。每當路過發現哪裡有需要就盡量在最短的時間內默默修護，幾十年下來次數多到不知凡幾連自己都難以數計，也從來沒想過對人提起。這段話讓我們感觸良多，伯伯多年為善不欲人知的善行一步步牽引著這段善緣，透過醫護、透過不同的看護最後藉由內人做為橋樑，讓伯伯起死回生順利出院；讓伯伯的子女間化解嫌隙重修舊好；讓伯伯善有善報脫離機構回到自己溫馨的家園，推動這一切福報的是：伯伯日久彌堅的善念和為善的行動力，是他成就了這一切。小女兒載內人回家之際，內人臨別前還特別叮嚀小女兒務必提醒媽媽，千萬別把這位乖巧的外勞當外傭使喚，一定要讓媽媽清楚她的最重要任務就是照顧好爸爸的一切，別讓這麼棒的外勞流失了她的本質。至今，我們得空時還會偶爾前往探望，希望一切能永遠保持現狀，也希望能為伯伯多一份盡心、多一點幫助。

來自星星的孩子

——他永遠都只是個孩子

生活上普遍的貧富懸殊對我而言並不以為意，因為生活真的可以平淡單純且自得其樂，尤其從小生活在這個僻靜的鄉野讓我對燈紅酒綠的鬧市塵囂毫不眷戀，而且懸殊的貧富差距其來有自，更不是台灣獨有的特產。我在意的是因為生活的貧富差距而潛移默化的心靈質變，那恐怕比現實的貧富差距更難改善與改變。多數看護為了現實收入往往對低收入戶和教養院的患者推諉不接，因為對這些患者的全天候一對一照護所得竟然只有可憐的一千八百元。甚至因為種種不捨我們還會自掏腰包幫忙購買照護所需，雖然最終一定能找到願意照護的人，但顯然問題亟待解決。如果只簡單把問題歸咎於照服員未免太過鄉愿有欠公允，試想，照服員在現實環境中本就屬於社會的弱勢階層，而今，卻用剝奪弱勢的方式來照顧弱勢，這是什麼道理？情何以堪？根本沒有天理。

我和內人從來不排斥照護低收入者，反而很喜歡貼近他們。因為在他們身上通常會散發出一種堅韌、卑下、沉默的特質。多數低收入者會非常感激你為他們所做的一切，照護他們總能得到另外一種寧靜安詳的收穫，那又遠遠不是金錢所能給予，衡量的。至於，教養院的孩子，幾次照護經驗下來讓自己真的缺乏挑戰的勇氣，實在很想說敬謝不敏，又深覺愧對自己所從事的工作。之所以又期待又怕受傷害原因很多，一來教養院孩子照顧的難易通常一翻兩瞪眼，非常兩極，好照護的好像在當兵不吵不鬧什麼都唯你是從；難照護的拗起來就是天王老子來也沒用，除非回到他熟悉的環境，看到他日常接觸的輔導老師。但，即便他像惡魔般的百般考驗著你你又能奈何？因為，他們都是來自星星的孩子啊！他們的心智都停留在未開發的潔淨空間裡，這些都已不是我們這些翻滾紅塵，老謀深算的複雜傢伙所能體會的。其次，還是回到現實的老問題，你可能被毫無來由的折騰一天，翻天覆地的被搞了幾天幾夜，一整天下來只有一千八百元的現實，照護期間乃至康復出院不會有任何隻字片語的感謝溫馨。你必須俱備非常強健的心理素質，要不你就可能是那種完全無動於衷的看護，我承認，在身、心方面我都只是平凡無比跟你一樣脆弱。三者、這些孩子來自全省各地，能通過申請入住教養院對家屬而言已如釋重負，多年來早已麻木疲累少人探望關心。近二十年前曾有緣代表公司，偕同百餘位單位同仁在這個教養院為住民辦活動同歡，除了有心的企業與基金會外鮮少有人走進這裡。所以住院期間除了偶有院方員工探視之外，不會再見到任何相關人士。麻煩的是當你缺乏院生需要的任何用品時，必須透過電話連絡院方輾轉找到你要找的人，確認徵得對方的同意後你才能幫他購買，而且任何物品請款都只能以發票佐證。我曾在臨時急需時趕忙購買處理，最後懶於和院方人員探究他們的申報流程乾脆自行吸收，真正讓人厭煩的是這些綁手綁腳讓人滯礙難行的臭規矩。活像以前媒體有過報導的流浪公文，一紙公文竟然可以流浪數年歷經幾百顆用印還跑不到馬拉松的終點，可笑至極呀！第四、院方每日要求電話回報。追蹤機制本屬必要也立意良善，只可惜層層敷衍漠不關心的結果是電話值班的司機或員工草草了事甚至根本搞不清楚你在回報什麼。這種虛有其表的動作究竟在應付什麼？在玩弄誰？如果真心關心院生豈不容易，一本連繫簿要求值班人員每日直接連絡看護，簡單又充滿效率遠勝值班呆坐滑手機或無所適事。最後，照護院生還得每日填寫記錄院方的報表，儘管醫院已經有逐日的照護表格需勾選、填寫，護理師也需每日審視我們的表格簽名評鑑，還有每日不切實際的電話回報……這些都讓我對院生的照護逐漸轉為敬而遠之。公務部門太多脫褲子放屁的吹毛求疵，為人垢病妨礙效率的結果只為了彰顯為人主管的威權，難怪只造就一堆唯唯諾諾不敢說真話的冗員。記得在競爭激烈的金融保險擔當單位主管時總不忘告誡自己：「功自下啟、過由上承」。如果只是帶領一群沒有生命的員工，其實你，你什麼也不是！

基於以上種種深刻領悟，如果又告訴你有位院生在急診室等著你接班，就讓步伐顯得更為沉重了。而我就是在組長死纏不放，千拜託萬拜託的情況下接下了院生阿正的班，這個個案是個人經手可能一生難忘的經驗。呈現出來與大家分享不是要標榜這次照護的歷經千辛萬苦，而是過程中上天竟安排穿插了好幾個不同的橋段，每個不同的人物都有著鮮明的性格與個性夠我終生咀嚼。午後三點半不是匆匆趕赴銀行軋票，而是已經在急診室的診察區聽著教養院的輔導老師簡單交代阿正的狀況。躺在床上的阿正身材比我高大魁梧，身高至少一八六以上吧，半截小腿都已經掛在床外晃盪了。運動員般精壯的體魄，眼神閃爍著一絲做錯事情小孩的飄移，直覺告訴自己：不妙。這下子很可能又踢到一堵厚實無比的鐵板了。深邃的眼眸，五官分明的立體輪廓，顯然身體裡流暢著原住民的熱情血液。如果，阿正不是來自星星的孩子，他一定會是另一位十項全能的古金水；如果，阿正不是來自星星的孩子，他一定會是一個傑出的拳擊好手。出竅的思緒設想著再多的如果終究得回到現實，四十四歲的阿正永遠都是來自星星的孩子，即使到他臨終前的一刻他都還會是個（孩子）。先天性的腦部受損讓他迄今只能含含糊糊的吐出一二個字，也連帶影響他行動上的敏捷變得略為遲鈍。不過這樣的身材拗起來跟你卯上時，別說女性的看護大姊們，即便身高差距不多的我都只能束手無策舉手投降不用多做它想。阿正本來只是固定三個月回來做門診手術，置換尿道裡的管線順便清理尿道結石，手術後略為休憩無需住院當天即可離開。這一次究竟是感冒還是感染轉而住院等待，教養院人員交付不明，醫護也從沒提供什麼資訊，從阿正身上更感覺不出特別異樣，這是唯一一次讓我對受顧患者的病情如墜五里霧中的羅生門，至今百思不得其解。為了照護上的安全，阿正可能會有需要約束的疑慮，我請院方人員親自向護理師表達同意的立場，並徵得院方同意先行購買約束手拍，因為入住病房後護理站才會提供約束手拍，急診室並不提供其他所需。購回手拍後我請求護理師協助我同時進行兩手的約束，才剛完成轉身卻聽到一個異樣的響聲，我們不約而同的回頭看到目瞪口呆的這幕，左手手拍的線繩已經被輕鬆扯斷。阿正臉上正浮現一副小有成就的靦腆喜悅，又彷彿在跟我們示威，我和護理師四目交接啞然失笑。我告訴護理師：拜託幫我盯一下，我馬上拿到杏一換。護理師質疑的問：能換嗎？我假裝義正詞嚴的回答她：放心啦，我只要板起臉色斥責她們販賣這種不合格的瑕疵品一定沒問題。聽得護理師噗嗤的笑了出來，雖然順利的換到一副全新的約束手拍，但直到阿正出院這副手拍我再也沒有用過，寧可使用護理站提供的手拍，我怕總有一次人家不會再換給我全新的一副呀！這是我第一次，也是至今唯一的一次看到病患毫不費力就扯斷手拍的，聽、都沒聽過呢。只可惜阿正神功護體牛刀小試時，院方人員剛好離開去看另一位門診的院生，說了可能也只是覺得我們在無中生有、添油加醋吧。院方人員離開前請我在交接表格上簽名，我發現上面寫著交接時間四點。我提醒她：不好意思，我三點半以前就到了，您怎麼會寫四點呢？她卻沒有一點點不好意思的告訴我：那怎麼辦呢，我都寫好了？擱下心裡許多的ＯＳ我還是簽上了名讓她早點離開。其實，我應該理直氣壯的告訴她：怎麼辦？不怎麼辦！重寫不就得了！你這不是在有意或無意中又剝削了我一次嗎？為什麼要這樣對待我們這種底棲動物……。

來自星星的孩子

——看護的紅色警戒

因為沒有休憩的空間和環境，急診室的夜總顯得格外漫長藍瘦。不需特別治療的阿正理所當然的被送到觀察室等待病床，不信任這副手拍的我幸得護理師支援不知哪拿來的兩條病患長褲用來做雙手的約束。套著尿袋等待取尿檢驗的阿正躺在床上閃爍著不安份的眼神，一看就知道他的腦海裡一直蠢蠢欲動從沒停過，無意間發現地板怎麼有一些棉絮，狐疑的掀開棉被赫然發現寬鬆的休閒褲已被褪下，身上穿著的紙尿褲早已被扯到支離破碎、慘不忍睹。自以為已經充分準備的我正慢慢感受著阿正的能耐與無窮的潛力，一個雙手被約束在床欄的病患竟然有辦法把一件尿褲一片片鯨吞蠶食的扯落，好說歹說阿正永遠是訕笑著的一號表情。好不容易取得一點足夠檢驗的尿液，悲慘的是殘缺不全的尿褲根本就撐不住水來土掩，搞的衣服、褲子、床單、床墊、棉被全軍覆沒，無一倖免，我只得火速到護理師那取得乾淨的床單、棉被，再從院方幫他帶來的大塑膠袋裡拿出一套乾淨的休閒服。就算再怎麼熟練的動作還是難免手忙腳亂一番，畢竟這裡是急診室不如病房的方便，尤其阿正算是超大號的一隻啊。一切收拾就緒也稍微將阿正的身體擦拭乾淨，結束第一回合，阿正完勝。放眼急診室的前後左右，可憐啊眾人昏睡唯我與阿正獨醒，罷了，反正這裡睡不成覺，睡也沒有好睡。好好的把眼神專注在阿正身上，不如好好地來研究他，四目短暫接觸阿正就緩慢游移眼珠，急診室不寧靜的夜晚剛才同樣的動作幾乎一項不少的又重複做了三次。今晚我是急診室的ＶＩＰ，因為我獲得她們充分的供應與支援，辛苦了，護理師，辛苦了，阿正。收拾好第二次以後我苦思對策希望能節約紙尿褲的用量，最後只得到兩個結論，第一不再幫他穿上休閒褲，因為只剩一件乾淨的了。第二試著再綁緊約束，還好用病房的長褲不會傷手，其他的只要進了病房都好解決。也許你會問我：他能走能動為什麼不讓他到化妝室就好？是啊！如果這麼簡單幹嘛我非得一次次搬石頭來砸自己的腳呀。再漫長的闇黑總會等到黎明，我向護理師報備後匆匆到地下一樓餐廳幫阿正買早餐，解除約束一口口幫他餵食，我發現阿正最乖巧聽話順從的時候就只有三餐和吃零食餅乾的時候，九天的照護下來這番印證始終沒有被推翻。而且就像院方的輔導老師說的：什麼管教都失效時只要拿出零食餅乾就好，但是三餐和零食不能給他過量，因為他似乎永遠吃不飽。難怪每次餵他吃完換我用餐時，他都一定坐得直挺挺目不斜視，毫不避諱遮掩的盯緊我的餐盒，感覺活像個飢餓過度的難民等待救援一般，有時你真的會不忍，衝動的想再餵他幾口，總得及時回神過來告訴自己：不可、不可！用完餐短暫離開丟棄餐盒，才一會的功夫阿正已經把手上的點滴管線拔除丟在地上，注射處還微微的滲出血液，幸虧只是一轉眼的功夫就發現。護理師重新在另一隻手完成點滴靜脈注射，再次確定約束完成後心裡有點不安忐忑，阿正的看護恐怕要提高到最高的紅色警戒，完全的聚精會神，只怕稍有不慎就會闖禍，他需要的顯然不只是二十四小時的一對一看護，而是要三班輪休的二十四小時一對一看護才行。

下午二點多終於通知急診批價準備進入病房了，三點左右經過近二十四小時的折騰總算踏進病房，還是一間難得的雙人健保病房、靠窗病床呢。進到這個病房心裡踏實了許多，因為阿正如果晚上吵鬧無法入睡最多只能影響一床病患，值班護理師和阿長照例詳細檢查、詢問患者的身體狀況完成記錄。我迅速的約束好阿正的雙手，趕忙從清潔大姊給的塑膠袋中拿出尿騷味十足的衣物衝進浴室好好清洗、吊掛晾乾，鄰床的伯伯看得有趣目不轉睛像透了一個好奇寶寶。伯伯七十好幾，這次住院其實都患了許多年長者感冒延誤治療的毛病，最後總是得不償失的得到醫院打點滴治療。嚴重的就像我提過的阿義伯一待就超過十天，我笑笑的跟伯伯說：你們這些長輩真的很沒辦法，每次都屢試不爽，卻還要一試再試。伯伯笑了笑好奇的丟出了一堆問題，阿他是怎麼了？腦袋怪怪的齁？怎麼給他綁這樣？你怎麼一進來就洗那麼多衣服？我看阿伯聽得津津有味就一五一十的把昨晚急診室的精彩畫面慢動作重播，阿伯目不轉睛的瞪大雙眼生怕錯過任何精彩鏡頭般的心無旁騖全心投入。聽完他語重心長的說：夭壽，阿他怎麼那麼厲害？阿你不就一個晚上都沒睡？我笑了笑、點點頭，阿伯身旁的外傭莉娜也似懂非懂的笑著。莉娜跟著阿伯到醫院來照顧陪伴，很客氣、輕聲細語的還分享很多印尼的食物、咖啡。我還特別叮嚀莉娜，千萬不能私下拿食物給阿正，擔心莉娜不了解阿正的情況容易造成意外。

阿伯很健談，可能是病房裡唯一能跟他正常交談的只有我吧，就像照顧過的患者家屬或同病房的患者一樣，認識不到二天就急著把家裡大大小小的事一股腦兒的全都往我身上倒，好像我就是他的家人一般。常常碰到這種情況，也不曉得是幸或不幸，只能說謝謝他們的信賴吧，難得的時期就暫且充當他們的情緒或舒壓窗口吧。伯伯和莉娜從此就成了我最好的眼線和幫手，需要外出買餐或購物時除了例行公事般向護理師報備外，他們才是我最忠實的依靠。因為只要我踏入病房，伯伯馬上興奮的報告阿正方才的如何蠢蠢欲動，他發現苗頭不對時馬上要莉娜過來檢查約束並盯著阿正。我總是萬般感謝直說幸好有你們，否則我真的分身乏術顧此失彼啊，這話可絕對發自內心一點不假！我發現阿正身旁只要有陌生的旁人盯著時，他顯然比較有所顧忌，比較謹慎守分寸不敢輕舉妄動，所以除非必要我也盡量不給他約束，不給他穿尿褲。只是每天總得好幾次幫他換新全套尿溼的床單、棉被、衣褲，這時伯伯總會忍不住對馬耳束風的阿正一再告誡：阿你怎麼都教不會？阿你要尿尿就要講？阿一天到晚跑廁所怎麼還尿在床上？阿你尿在床上也要告訴人家呀？說完總會對我說：少年仔，哇，你真正好性，這樣都不會生氣？這期間阿正更上一層的故技重施扯掉了二次扎在手上或腳上的點滴管線，而且他已經進化到連約束時都能使命必達的完成任務，你說這不是神乎其技是什麼？總計阿正在最初的三天內扯掉五次點滴管線，我、阿伯、莉娜三個人都自嘆弗如外對阿正神不知鬼不覺的廣大神通無不甘拜下風。只好撥出電話徵得教養院同意別再施以點滴治療，改以口服和注射方式。雖然花絮不斷，也常常搞得人仰馬翻，但是進房後這二天卻讓我倍感幸福平安，因為有伯伯和莉娜這兩位天使的陪伴，讓我獲得這二天難得的幸福。而伯伯也因為阿正的到來一日比一日更神采奕奕，好像突然肩負了一項重責大任整個人神經都繃緊，精神都活了過來。第二天下午由於醫師還沒來查房，伯伯不敢和我們一起去散步活動，帶著阿正繞了一大圈回房後，伯伯竟像洩了氣的皮球般告訴我：剛剛醫師來查房，跟我說明天可以出院了。突然頓了會後冒出一句：幹！早知道不要等他和你們一起去散步，本來想還可以住個二、三天的……。這是我第一次碰上可以出院卻愁眉苦臉的阿伯，也許他跟我一樣喜歡上這間病房裡的氣氛感覺了吧。聽到時儘管同樣的不捨還是打起精神來鼓舞恭喜他：病房又不是什麼好地方，能離開大家都嘛希望早一點離開，以後有機會再去找你聊天。伯伯落寞的沒有多說什麼，傍晚開始話顯得很少，常常還得故意找話題讓他說話。不論如何還是難以扭轉阿伯的意興闌珊，沒想到二天的相處竟會有這麼多的依依不捨。隔天，阿伯可是一點都沒有離院的打算和準備，莉娜倒是開心的整理打包好所有物品，直到伯伯的兒子出現才開始辦理出院手續，離開時已經快十一點了。離開前伯伯走過來拍了拍我的肩膀跟我說：你人真好，要保重。又轉頭叮嚀阿正：你要卡乖耶，不要這樣給人糟蹋、氣魯。我轉頭掩飾不爭氣滴下的淚水，緊緊握著伯伯的雙手：恭喜你出院了，你嘛愛保重。一下子，空了一半的病房突然間少掉了許多說不出來的感覺，伯伯，你也要多保重……。

來自星星的孩子——四十八小時未能闔眼的崩潰

失去一老一小的護法天使後果然就是撒旦逞能撒野的時刻了，餵食阿正的午餐後我跟護理師報備到醫院旁的休閒天地買個鍋燒意麵。雖然只需短短的十來分鐘，可是失去阿伯和莉娜的協助又加上阿正太多的不良記錄，心裡總隱約不安，心裡只想著趕快回到病房。打開房門，阿正再一次驗證他可能是史上絕無僅有的脫逃大師，不在虛幻的魔術幻覺而是真真實實存在現實社會的。打開房門我見到阿正正好整以暇的坐在我的陪睡床上，褲襠、手上拿著好幾包他從置物櫃搜出來的他的點心餅乾正狼吞虎嚥的往嘴巴塞。尤其見到我的剎那動作似乎加快了，而用來約束綁住雙手的手拍繩索的一端還各依然綁在兩旁床欄。也就是說在短短不知道幾分鐘內，阿正神鬼傳奇般的鬆脫了一手的約束，再協助另一手鬆綁，然後打開我們的置物櫃把院方幫他準備的餅乾找出來，接著就放心的在作案現場大啖美食。說真的此刻的我實在無暇佩服阿正的神功蓋世，這件事讓我心驚膽顫處於極大的震撼，告知護理師出了這樣的狀況，護理師竟然睜大著眼興奮的說：他怎麼那麼厲害？阿正不是正常健康的人，我們無從理解他的認知與邏輯，如果掙脫後離開病房去傷害了別人，或讓自己走失甚至受到什麼意外傷害，我該怎麼辦？如果護理師堅不承認我有報備，我得要承擔什麼責任？誰會是我的力量？誰能成為我的依靠？我好想讓公司請人來代班，也許換一個人會有更好的辦法；我很想趕快脫離這樣的不安與恐懼，因為，太不值得！真的太不值得！全心全意付出卻弄得這般心力交瘁，還得時時擔心害怕。完全按照程序，出了事的照服員究竟有誰關心？可是我更不能自私的把這份不安與恐懼隨意丟給其他看護，這樣何其不公！這是唯一的一次讓我瀕臨崩潰邊緣的照護，收拾阿正留下的杯盤狼藉比較容易，收拾自己心情的殘局比較辛苦耗時。從此，只要我需要離開阿正，我寧願費時麻煩的給他五花大綁，連雙腳都不例外，因為我完全不敢低估阿正的無限潛能。點心也換了不同地方藏，不過，病房裡能藏的不就那兩個地方，騙騙阿正這個來自星星的孩子罷了。處理好所有環境、心情後，帶回的鍋燒意麵早已糊爛食不下嚥了。如果還有下一次這樣的照護，我會毫不猶豫的將情況完完整整的告知公司，讓公司進行後續的處理，別再傻乎乎、孤零零的讓自己陷於毫無奧援的險境。

照護阿正期間習慣上下午都會帶著他在大樓裡走動希望藉此消耗他一些體力，阿正每天固定需要吃的藥已不算少，再加上住院期間吃的更是琳瑯滿目，利尿的、消炎的、神經的、胃藥和睡前的安靜劑，他總是簡單輕鬆一口吞下。除了急診室的夜晚忙了一整晚外，和阿伯、莉娜同房的兩晚也至少維持五、六個小時的睡眠，算是很平和幸運的休息了。入夜後，少了兩雙眼睛的警戒，躺在床上的阿正顯然異常興奮，口中不時發出一些只有他理解的字句，被約束的手腳開始不安份的晃動著病床。內心的蠢蠢欲動逐漸轉為脫韁野馬進而像火山爆發般的洶湧澎湃，發出的聲音漸大又說又哭的嗚嗚的看著我。我心裡有數，藥效抵不過亢奮，今晚恐怕會是一場長期抗戰了。走吧，我們去走走，他一聽到馬上安靜展現笑容等待約束的解除。從病房的走道到穿堂的長廊再到完全安靜的門診一樓。從十點到十二點、從凌晨到二點，我們的身影不斷地重複出現在這些地方，就像盡職的打更更夫。我總想，夠疲憊自然就好睡，可惜完全不適用在阿正身上。明明已經累到走不動了，他隨時隨地就賴坐在髒兮兮的走道地板上任憑你使出十八般武藝，到最後常常哭笑不得的蹲在他的身邊陪著他。偶爾使出最有效的點心殺手鐧騙回病房，吃完後馬上又要出來，不順他意就整個人癱軟在病房的地板上，常常和他的尿坐在一起，不管是在病房或長廊，一個晚上下來換到護理站的最大尺寸病人服被我們清空。醫院的病人服通常區分為大、中、小數量也還足夠，阿正穿的是比較少見的特大尺寸，準備的數量自然比較少。阿正的泌尿系統有問題，再加上智力的缺陷，直接尿在身上早已見怪不怪。即便常常跑化妝室尿尿通常也弄得褲子全溼，每天最頻繁最大的課題就是幫他準備足夠的褲子更換並保持他身體的乾淨清潔。幸虧這個護理站目前只有他一人使用最大尺寸的病人服，如果晚上能順利入睡尿褲能抵擋一陣病人服倒是勉強夠用，但像今晚的情況連護理師也束手無策幫不上忙。幸虧醫院裡有幾個護理站的護理師對我還蠻熟悉信任，只好帶著阿正到處碰碰運氣看能不能遇上熟悉的護理師剛好值大夜的通融救急。總算皇天不負苦心人呀，第一站就遇上貴人了。三更半夜的還把她嚇了一跳：大哥，你什麼時候到這裡的？他是教養院來的？睡不著，這下你慘了！我只得娓娓道來並開玩笑的說：我這是三更半夜到鄰村找親人搶糧來的，還好只搶糧不搶錢和女人，妳可不能要我立下投名狀喔！聽得她笑的花枝亂顫，急忙拿出三套救急的特大病人服總算得解今晚燃眉。

大夜的值班護理師無奈地看著阿正所有的脫序行徑，一點多連絡住院醫師並得其指示為阿正注射一劑助眠藥劑。看著他靜靜地坐在護理站前眼皮漸漸沉重，藥效發作的如釋重負讓我和護理師不禁擊起掌來。小心攙扶著搖搖欲墜的他回到病房，一坐上病床就像中了邪般馬上起身往外走，轉眼間睡意全消。全然沒有料到我們會馬上在眼前出現的護理師一下子愣在當場說不出話來！反正醫院裡再怎麼更深露重都不會寂寥的，長廊裡永遠會有愁眉深鎖的病患或難以入眠的家屬與你擦身而過，彼此都無視於對方的存在，更不會為阿正的荒誕不經多看一眼。我們也早已習慣幾天沒有睡眠的日子，只是一整晚巡迴下來精神難免耗損、身體倍感枯竭，這可不算超時工作、沒有人會給你加班費！明天補休，休想！

時間，真的是全天下最公正不阿的人，它絕對不會縱容你的喜怒哀樂錦上添花或落井下石，不論你昨晚過得如何，黎明總分秒不差的出現在黑夜之後。隔天我加長了阿正的約束時間，故意放慢拖長每一餐的餵食時間，偶爾躺下來故意瞇起眼睛想揭開阿正脫逃的謎底。果然不一會他以為我睡著了開始有了動靜，兩手開始扭轉試圖掙脫，發現沒用之後開始用他修長的手指去勾弄約束的束帶。尤其針對打結的部分進行攻擊，久攻不下之際竟然使出頭腦簡單的我所想像不到的一招。他竟然開始捲縮上半身，讓頭部盡量推擠向下，直到牙齒可以接觸繩結的地方，開始以牙代手的辛苦逃脫之旅，至此千古奇案終於大白。我懷疑上帝關了阿正一扇窗，是不是也開玩笑的幫阿正開錯了另一扇窗呀，不會是脫逃大師的窗吧！下午，空著床的病房還是沒有填滿，今晚會上演什麼樣的一齣戲呢？不敢想像！雖然已經洞悉了阿正的脫逃底細，我卻還是在購買晚餐時再一次讓他食髓知味的成功脫逃，真是不可思議。進房後儼然不同於昨晚的場景是置物櫃的東西被徹底翻攪後散落一地，咱們的阿正頹廢的癱坐在牆角的地板悵然若有所失。此刻他最忿怒的一定是他的點心怎麼都不見了，沒有了這些點心無異於斬斷他所有的希望啊。真的是來自星星的孩子啊，單純到如此潔淨！點心其實不過從置物櫃換到床頭矮櫃，整個病房裡不就只有這麼兩個地方可以放東西嗎？對他而言卻是遙不可及的複雜世界。這一次我不再急著整理戰後的破敗，重建破碎的戰場在這幾天我早已駕輕就熟，就連他尿床尿到濕答答的床墊我每天都不厭其煩的把它立在窗邊曬乾，這些我早已見怪不怪！我告訴阿正：坐好，我拿餅乾給你吃！一聽餅乾，他一刻也沒狐疑的坐到床上，完全沒有想說他才剛搜遍所有角落怎麼可能會有餅乾，一定是別人在呼嚨他。看著我從矮櫃拿出他的點心袋，阿正臉上洋溢的表情是我一輩子難忘的，這是我在照顧阿義伯時也看過一次的「天使的笑容」。除了在初生的嬰兒身上，這是唯二我在成人身上見到這樣的表情，這個笑容甚至遠遠勝過初生嬰兒所能給你的震撼與感動，第二次我被天使的笑容刻骨銘心的觸動到心靈底層的最深處。今晚並沒有因為這個天使的笑容而有所不同，唯一的不同是我提早在八點開始操練我的士兵，而且故意選擇爬樓梯的方式希望快速消耗他的能量。不論如何，即使短暫的休息對阿正，對我都是必須且有益的，這是眼前最重要的課題。

沒有共識的目標顯然很難成就，上下樓梯雖然收到奇襲的效果，卻只是增加了阿正在樓梯間，在長廊裡賴著不走的次數。今天五百公尺障礙的測驗遠比昨晚艱困，卻不料國軍堅忍不拔死守四行倉庫的決心遠遠超過敵情的預估，。今晚的糾纏苦戰更勝昨夜激烈，恐怕又是一場兩敗俱傷的慘烈戰役。幸虧今天醫師查房時已詳細告知昨晚情況，必要時護理師會直接施以注射協助，只不知今晚的藥效會如何？能不能有所期待？九點半回房吃了睡前藥物，這裡頭已經包含阿正平日吃的助眠劑，卻像電視廣告的台詞：阿嬤，阿妳怎麼一點感覺都沒有？十一點又晃到護理站請護理師給他打一針，這一次比昨晚還糟，連眼皮沉重的感覺都沒有，但是看的出來阿正實在十分疲憊。怎麼不疲憊呢？咱們算是二天二夜沒有闔過眼了。疲憊的他一上床就鬧，寧可到處賴著坐、護理站櫃檯椅子、日光室沙發、還有更方便到處迴廊的地板都有他的坐跡。十二點一到我趕快又跑去跟好朋友借糧以備不時之需，屯積足夠的糧草之後我就打定主意帶阿正回房。就算讓他整晚賴在牆角地板也不讓他再出來，至少病房沒有其他人可以吵。回房後果然一如預估就是不坐上床，一心一意只想去外面，見計不得逞無計可施之下又賴在地上，提醒自己耐著性子和他磨吧。在不得其門而入之下，阿正開始又往化妝室跑了，一進化妝室總是千篇一律的動作：褲子一鬆任由它掉到地上，屁股就往馬桶上坐。其實他沒尿也沒便，只是無頭蒼蠅般很機械性的反射動作。我習慣站在門口一來不讓他出去，更重要的是不能讓他鎖上門，還有不能讓他在裡頭亂搞。剛開始不瞭解情況，他會在廁所裡不自主的搓衛生紙然後往嘴裡塞，任何東西只要到他手上不管尿褲、樹葉、地板上的髒東西都落得同樣的下場。有一次更誇張，一進廁所身上衣服全部扒光水龍頭一扭沖起澡來了，這時你會恨不得自己是千手觀音，才不會忙得不可開交的到處救火。坐了一會他發現監控嚴密無趣的拉上褲子回到床上，屁股才一碰床就如坐針氈的站起來又往廁所衝，手一放褲子滑落屁股一坐如出一轍的標準動作。你一定無法置信，阿正就這樣往返於廁所和床上不間斷地來回幾次？請別怪我無聊到去計數這個次數，超過四十八小時沒有闔上眼睛，總得找件事情讓自己保持至少的專注或清醒吧，而且我也是連續動作第五次以後才激起好奇的！看倌聽好、豎起耳朵：答案是三十五次。您猜對了嗎？猜對了！真是鬼才相信呢！別懷疑，一次不多、一次不少，就是三十五次，而且是連續動作毫不間斷、停歇，毫不拖泥帶水。阿正，今晚在這個只有你，我的小天地裡，就任由你隨性潑辣、揮灑或撒野吧，明兒個一早再幫你沖個淋漓盡致痛快的澡。唉！誰能有這般的幸福，可以這麼任性的為所欲為，還自然有人幫你收拾殘局呢。

黎明，

總會再次從黑夜裡走出⋯⋯。

來自星星的孩子

——教養院的孩子不是動物

隔天十點，病房終於又熱鬧起來了，護理師伴隨著一對夫婦進行例行的詢問檢查，會不會天可憐見上主派遣天使來拯救我跟阿正呢！瘦削的伯伯有著硬朗的身子、舉止行動靈活敏捷，看得出來是一位閒不住的長輩。聽起來應該只是來門診就被醫師扣留下來了，所以伯伯蠻不服氣連衣服都不換。比他年輕許多的老婆好說歹勸的要他忍耐幾天很快就可出院，因為事出突然她還得回到市場開店營業，所以已幫伯伯請好了看護。不一會看護大姊來了，簡單交代幾句又叮囑伯伯明天會幫他帶換洗衣物過來就匆匆離開。老婆的身材和伯伯非常相似，動作俐落、言談客氣，言語間自有一股勤奮的樸實，店裡的生意一定很昌盛興隆才是。大姊還來不及整理自己的行李卻先做了一個讓身為看護的我很不以為然的動作，唰的一聲將伯伯的床簾從頭拉到底！這個要不得的動作一舉澆熄了我心中才剛燃起的希望之火，然後自顧自的開始整理她不算少的行李。一下子落入闇黑世界的伯伯一句話也不吭，見我坐在窗邊看報二話不說直接走了過來，我連忙起身請他坐下，遞上今天從護理站拿來的報紙，他很客氣的道謝邊看報邊和我聊了起來。原來伯伯和我雖屬不同縣市，但剛好都在兩縣的交界地帶不算遠的距離，話匣子打開一下子熱絡了起來。我告訴伯伯歡迎他隨時過來聊天、曬太陽，我習慣每天到護理站拿報紙，明天幫你拿一份。伯伯忙不迭的說不用多拿，一起看就夠了，一個小地方卻充分表現鄉下人的簡約質樸。忙了一會的大姊正中下懷的一會打電話，一會靠在門邊和前來看她的看護閒話家常了起來。五短的身材讓人想起以前白冰冰的廣告，EVERYDAY，肺活量卻跟身材背道而馳。誇張的音量，傍若無人的口沫橫飛，內容卻大言不慚，自吹自擂著她的看護過程如何精彩專業應接不暇。好笑的是不算資深的護理師竟然生怕得罪似的也狗腿附和幾句，諷刺的是，唯一無話可說的竟是她照護的阿伯。好端端又耐不住閒的一個老人家，妳既不陪他到處走走活動筋骨，講話也愛理不搭的話不投機，整天要老人家躺在床上不得亂走，緊緊隔絕的床簾讓伯伯連窗外的天空都不知道是什麼顏色，再怎麼健康不悶出病來才怪。伯伯雖然三不五時就走過來看著窗外或閒聊兩句，但隱約看得出來他怕對我們多所打擾，行動拘謹。有一次大姊又和那二個固定班底忘情的在口若懸河之際，竟鬼遮眼渾然不覺阿伯從她眼前走出病房，直到阿伯從外面進來時她竟然驚覺斥責：阿伯，阿你是什麼時候出去的？你不能亂走啦，要出去一定要告訴我！伯伯更可愛，一句也不搭就回到自己的床上。大姊難得嘴巴休閒的時候，一定是躺在陪睡床上心無旁騖地打著她的電玩，我只是心疼，如果不得不躺在床上的伯伯也會打手機電玩該有多好！

中午前我把阿正的胃腸料理好，再用我潛心悟出的獨門功夫約束四肢後，刻意將伯伯的床簾拉開禮貌性的向大姊致意：大姊，我去買個午餐馬上回來，麻煩您稍微幫我留意一下，我會跟護理師報備的，謝謝您！沒想大姊頭也不抬屁也不回，兀自玩著她的手遊。管它的，反正我只想藉機幫伯伯弄開床簾，如果能幫上他一切都好，到護理站報備後買午餐去了。不一會回房後直接向大姊點頭致謝：大姊，謝謝您，我回來了。這時候咱們大姊倒是難得口吐金玉了：不用謝，我連看也沒看！哇！真的耶，床簾又被重頭到尾拉上了。我笑了笑：沒關係，還是要謝謝您！吃著熱騰騰的午餐，心裡突然湧上好多好多的辛酸，不是為我自己，而是為她感到無比的淒涼、難過！這位大姊到底怎麼了？她的心裡怎麼會沒有愛？她到底是沒有愛還是不會愛抑或她已經失去愛？一個沒有愛的人怎能詮釋好這份工作的核心價值？一個不會愛、失去愛人能力的人還怎麼扮演好這麼重要的一個角色？好一頓豐盛、五味雜陳難以消化的午餐呀，整顆心都糾結了起來，不確定是為了大姊、為了伯伯、或為了誰……。

算不清是四十八小時或六十小時沒能好好闔過眼了，旁人從我們的臉龐恐怕也不易發現吧，稍不留意過了嗜睡期好像也沒那麼藍瘦。一天裡泰半時間都在病房外度過，晚餐後不例外地開始我們的戰備夜行軍。走到護理站前，迎面而來三十幾歲的小姐突然趨近禮貌性的向我索取名片，我抱歉的答以我沒有印製名片，有什麼需要我協助的嗎？她才說她在病房陪伴住院的父親，見到我好幾次耐心地安撫阿正的畫面，希望日後父親仍需回院時能得到我的照護協助。我很樂意的留下連絡資料，也謝謝她的信任，內人和我常在照服過程這樣被索取電話，也因此豐富了往後的照服行程，甚至經常出現撞班的抱歉連連。走累了總得回房歇息，拿包餅乾給阿正，他總會貪得無厭毫不知足的索取，為了他好當然不能任他隨意宰割。九點不到，隔壁大姊音量超大的隔空喊話了：阿你電燈不關人家怎麼睡覺？這位得寸進尺的大姊真的搞不清楚她差不多快惹毛我了，我還從沒聽過九點不到就要求鄰床關燈而且是不能影響到看護的入睡？真是荒天下之大唐了！我再次按耐性子關了我們B床的天花板燈光，打開我們的床頭燈，頭也不回的帶著阿正離開這個是非之地，藉由緩慢的漫步調節自己的呼吸與情緒。十一點護理師又給阿正打了助眠劑，慢慢的阿正又好像要進入睡眠狀態，慌忙帶他回房。可怪了，一上床又馬上跳起，正待輕聲的安撫他，隔壁大姊竟似火山爆發般潑婦罵街：你到底有沒有照顧過教養院的？你不知道照顧他們都有術語嗎？你這樣別人怎麼睡呀？突如其來的一陣劈頭叫罵，讓我對她深以為恥，我走過去輕輕撥開床簾對著這位躺著很舒服的大姊說：這裡剛好沒有別人，大姊，我老實告訴妳，資深沒什麼了不起，資深一點意義也沒有，專業不是只會嘴巴說說，別把眾人都當做瞎子。

大姊，在妳身上唯一能讓我尊重的只有年長，請妳一定要記住我的話。如果不是怕影響到阿伯，我怎麼會忍妳這種人到現在？拜託妳，離我遠點，別來惹我！這位大姊猝不及防的愣在當場，過沒幾分鐘竟然還敢走過來：有沒有需要我幫忙的？第一次客氣的語調反倒讓我很不習慣。謝謝妳大姊，這些教養院的孩子不是動物，不是機械，沒有什麼術語或關鍵密碼。妳本來確實是可以輕鬆幫上忙的，只可惜已經錯過機會了。謝謝妳，妳去睡吧，我會盡量讓他不吵到阿伯的。於是，我和阿正繼續在外流浪街頭，直到二點再打一劑。阿正終於不再做困獸之鬥，連續三晚沒有闔眼的記錄終於在三點左右戛然而止，早已忘記當晚是怎麼入睡的？是倒頭就睡？是輾轉反側？還是根本沒睡？我想應該是很快入睡吧。

其實昨晚，我也可以繼續隱忍不用說那些話，只是真心希望這個圈子別再存在這種無心之人，尤其如此得寸進尺的侵門踏戶干擾我的照護。這樣的人早晚會出事情，總記得小時候父親告誡的事：惡馬惡人騎，胭脂馬自有關老爺。要自己懂得趨吉避凶，要自己學會控制剛烈的脾氣。我只是擔心如果此刻不說，以後碰到這位大姊出狀況時，我是不是會毫不猶豫的趁人之危，給予落井下石的致命一擊，希望這番話能幫她消災解厄。

用完早餐，伯伯開心的坐過來聊天曬太陽，當天的報紙還沒來拿起昨天的舊聞也啃得開心。原來伯伯早已喪偶，現在的老婆是回大陸探親時人家介紹的，所以年紀小他十幾歲。嫁來台灣後憑著自己的精湛手藝在市場開店做美食，夫妻倆每天忙碌得很，日子過得既充實又開心。說著說著老婆踏進了病房，幫伯伯帶來一些衣物用品，沒想事情急轉直下，伯伯冷不防要老婆幫他辦理出院，任憑老婆說破了嘴還是沒有轉圜的餘地。伯伯看著看護大姊跟老婆說：看多少錢跟她算一算！這時無可奈何的老婆確實也毫無招架餘力的唯命是從，大姊這下真的是徹徹底底的傻眼了，語帶不悅的計數著工資，嘴裡唸唸有詞的說著從沒碰過這種事。護理師被知會後過來告知，病患未得醫師之允許堅持出院時，必須簽結一份同意書自負完全責任，伯伯與老婆就忙著辦理出院事宜。大兒子剛好要來探視，獲悉事情生變時便與看護大姊在門口聊了起來，言語間對父親的續弦很不以為意，對這位外配更是多所批評沒有一絲敬重。看護大姊自然聽懂弦外之音，竟然順勢將伯伯的出院意外全數推到伯伯的配偶身上，難怪俗話說牛牽到北京還是牛，狗改不了吃屎。雖然這樣的形容極不尊重，但是相較於大姊的行為真的是自作自受，各人造業各人擔，同情真的幫不了這樣的人。很快完成了出院手續，伯伯和大兒子也沒什麼話說，離開之際伯伯走了過來跟我握了握手說：少年仔，謝謝你，愈來愈少看到像你這麼有耐心的人了。哪天有空一定要到店裡坐坐，讓我好好答謝！我有點受寵若驚的直說歹勢、歹勢，沒能幫上您什麼忙，您們要多保重。送伯伯夫妻離開病房，目送他們逐漸遠離的身影，祝福這一對夫妻永遠健康幸福。大姊打從拿到工資起就事不關己的整理自己龐雜的行李，要不就一通通電話向人申訴阿伯他們的不是，請其他同事幫忙介紹下一個班接，直搞到十點多才離開病房，床簾自始自終沒有拉開……。

幸好，

時至今日，

我沒有在同一病房再遇見過這位大姊……。

來自星星的孩子——強而有力的守護天使

善惡總存於一體之兩面，撒旦與天使不過一尺之隔，魔鬼真的都隱藏在微小的細節裡。在無數的過往裡，我總能在電光火石的剎那間由狀似溫和的天使直墮至張牙舞爪的撒旦，一而再、再而三的傷害肆虐身邊的親人。失控後的懊悔、內疚、道歉不僅無濟於事，更抵不過只要一絲絲真心，確實的改過。就像自己曾經告誡過孩子的話：要記得，認錯只需要一點點勇氣，改過才真正需要無比的毅力。隨著年紀漸長，傷害愈多，深慶自己慢慢走出過往血氣方剛的毛頭小子，一步步緩慢地往自己想要的方向去轉變，很慢、很慢，但自己清楚感受得到點點滴滴的不同。這年頭，要人真心道歉已然不易，要想看到浪子回頭金不換的洗心革面確實難上加難啊。看著可以成為天使卻選擇扮演撒旦的大姊離開，心裡實在百感交集。隔壁又成了空床，轉眼間上演天使與撒旦的兩極戲碼讓我惶恐至極，讓我不敢輕易央求全能的上主救救我，賜給我們一個天使讓我們遠離撒旦，這樣私心的祈禱會不會造成上主的兩難？以前的我自私到挫敗的時候責怪上主放手，痛不欲生的時候才呼求上主的拯救，從來沒有在自己喜樂、平安、功成名就時請祂一起分享我的喜悅，祂所賜予的喜悅。直到傷痕累累的跌跌撞撞，直到從雲端墜入凡塵，我才開啟了內心和主的對話，無時無刻，無處不在的分享我所有的喜怒哀樂，修築好上主早已為我備好的橋樑。主啊！忙祢的吧，別理會我剛剛心裡閃過的念頭。別為我擔心，我一切都好，謝謝祢。

午後三點，約莫六十左右的大哥獨自走進病房，護理師熟稔的和他對話，顯然大哥已是護理站的常客。大哥中等身材，健談但不苟言笑臉上自有一份威儀。他毫不避諱談起自己的病情，進入癌末的階段讓他的手掌腳掌異常腫脹，疼痛難當，醫師開給他的止痛藥由一次一顆到現在曾經一次吃過三顆才能止痛。平常在家每天靠酒麻醉，實在沒辦法的時候就像現在就回醫院治療個三天。大哥侃侃談著他的軍旅生涯卻因緣際會進入秘勤單位，充當兩位位居高位者的隨扈團隊，見識到許多不為人知的秘辛，他並不眩耀自己的經歷也絕口不提這些秘辛八卦。退役後大哥接手父親經營的茶葉買賣，店面坐落在新營車水馬龍的主要幹道，目前就他和母親二人相依為命。我想，隱藏在大哥身上的故事一定精彩絕倫，百轉千迴吧，到如今他選擇時時忍耐劇痛的生命延續，無非是無法割捨年邁母親的奉養吧，所以他每天一定請假回家幾個小時再回醫院過夜。我粗略的告訴大哥阿正的狀況並請求他的協助時，他一口答應直說小事一件包在他身上。其實，大哥根本不用刻意扮鬼臉，他只要不笑就是一張讓你不敢訕笑的黑臉。我發覺從他踏入病房以來，阿正都一直惦惦地小心觀察，輕易不敢出聲，更不敢亂動，連笑都很詭譎。甚至，我懷疑是為了試探或討好大哥吧，阿正竟然哼起歌來。雖然曲高和寡，還是該說曲不成調呢，不論如何，這可是一個禮拜來最溫馨歡樂的畫面呢！上主，謝謝祢，祢不僅成全了我自私的念頭，而且祢還派出了我們的守護天使。

上午醫師查房確認阿正明天第一檯刀，下午醫助來幫阿正標註明天開刀的位置。我想確認開完刀後是否就能辦理出院以便提早連繫院方準備，醫助說原則上只是門診手術沒有意外應該是這樣，不過一切還是得等開刀之後才能確定。大哥知道我們明天可能離開的消息，悶悶的說才剛認識怎麼就要離開？我告訴大哥以教養院的作業方式想明天出院恐有所困難，這二天恐怕都得麻煩你了。大哥聽了似乎也放心許多，繼續躺在床上忍著疼痛，有時候痛到蹲跪在地趴在床上，你也聽不到一聲他的呻吟，更別說呼天搶地的喊痛了。對於曾經歷經這麼特別際遇的大哥而言，我實在沒有辦法想像這該是何等的痛楚，需要有多大的勇氣和忍耐才能像大哥一樣一聲不吭……這樣的日子還要折磨他多久？他一直放在心底不說的母親又該如何？對大哥、對母親不都是無情的煎熬嗎？這個晚上是照顧阿正以來、睡得最久、睡得最好的一個晚上，不僅是對我、對阿正更何嘗不是。唯一諷刺內疚的是，這樣美好的夜晚守護我們的竟是一位癌末且痛楚到無法入睡的病患大哥……真的太神奇，太奧妙而無法解釋。

隔天八點不到幫阿正換好開刀服，佐旅員早已準時進來推走阿正。隨著進入麻醉準備室確認阿正的基本資料後退出手術病房，在家屬等待區看著電視、翻著報紙、盯著大大的螢幕看著自己心繫的人最新的開刀訊息。十點、十一點、轉眼快十二點了，怎麼門診手術還開這麼久？而且是今天的第一檯呢！希望阿正不要有什麼變數才好。快十二點時終於聽到廣播請阿正的家屬到觀察室，我匆忙的跑過去。原來術後的阿正焦躁不安，護理師本來期待會有家屬或院方的人能進去陪伴安撫，聽我說完之後知道只能給予約束暫無他途。就這樣在恢復室裡待到一點多才推回病房，在恢復室時醫師交給我一小袋阿正手術換下的舊管線和密密麻麻、大小不一的幾十顆結石。醫師笑笑地告訴我總共三十幾顆，他也沒想到這次會有這麼多結石，要我轉告院方多留意他的飲食。還給我一疊阿正的資料、影片要我一起交給教養院。阿正的手術全名比ＮＢＡ公鹿隊字母哥的名字還長，從資料中才得知原來阿正來自潮州，算是有點遙遠，也從來沒有想到的一個地方。一個很好的地方，有點遙遠的家阻斷了所有可能與阿正的距離。回房後不見大哥，我想不是抽煙就是請假回家去了，看著他的置物櫃完全沒有什麼行李，只有一罐裝著不知名的浸泡液體和一只保溫杯，真是夠孑然一身瀟灑來去了。一生菸酒不離的大哥很清楚過往的生活帶來今天的病痛，他了然於心沒有怨天尤人。短短不到二天的相處，大哥卻扮演了我和阿正最稱職，最強而有力的守護天使，沒有他的出現，我不敢預測我和阿正能不能繼續？該怎麼繼續？隔天十一點，阿正如期出院，穿上早已幫他洗好的乾淨舒適的衣服，帶回一包還剩一半的零嘴還有那副全新未開的約束手拍。連再見都沒有，阿正被乖乖的推走，我也跟大哥道謝告別背著簡單的背包離開，結束了一次豐富多變，讓我永生難忘不可置信的旅程。

偶爾，內人和我同時下班得以相聚的時刻，我們總喜歡買著便當到新營一位共同的朋友處喝咖啡、泡茶、鬼扯閒聊。路途總會經過經營茶葉買賣大哥的店面，我總指著招牌告訴內人這是大哥的家，眼神總情不自禁想在車速流逝間搜尋大哥的身影，卻每每功虧一簣未曾如願。不知大哥是否一切都好？年邁的母親是否已安置妥善？

一個多月的午後一如往常的接班，習慣把車子停在距離醫院步行約五分鐘的路旁，這裡每天停滿了希望能節省一點停車費的車輛。我在距離稍遠的地區停好車，一抬頭發現對面停著一台熟悉的車輛，來自教養院的車輛。車子後半段直挺挺的坐著一個人，整部車裡就孤零零的一個人在等候其他院生看診後回院。是阿正啊！怎麼那麼快又來門診了？阿正，阿正，我在對面揮舞著手喊著，阿正動也沒動，頭連偏一下都沒有的專注前方。謝謝你，謝謝你這個來自星星的孩子，讓我的人生多了幾分成熟，我會謹記這一切的曾經擁有……謝謝你，來自星星的孩子。

愛、勇氣、承擔

——陪你到最後一刻

我這一生大錯小過不斷，自知才智平庸不曾有過凌雲壯志，自然沒有什飛黃騰達。但一生中卻天之驕子般備受父母、師長、同儕呵護厚愛，一路略有顛簸但大體平順。茫然沒有真正的目標，更別談生活，生命的意義，每天天經地義般的理所當然享受生活裡的一切擁有，渾然不覺自己從來沒有認真生活過。一錯再錯，上主也一再包容給我機會改過。我卻更加肆無忌憚，變本加利的揮霍上主的疼愛憐惜，猶不自知懲戒早已迫在眉睫。直到把自己推落萬古深淵才猛然驚覺，自己早已把身邊親人無以復加的傷透，最愛傷得最重。上主的怒火絕不輕描淡寫，輕輕掠過，教你生不如死卻由不得你淺嘗即止。最刻骨銘心的錐心刺骨都還不是痛，瀕臨崩潰絕境的苦還算不了苦，狂風暴雨不分晝夜，好像要一次徹底的將我的罪惡洗盡。感謝主，在我失去物質上的所有時，卻拾回了自己沒有懂過的愛情、親情。感謝主，在我無數次懼怕失去最愛也失去自己瀕臨崩潰時，祢讓我知道祢其實一刻也沒有離我而去。直到現在，祢還在用祢安排的方式來憐惜我、包容我。

這是一個內人的照護個案，短短幾天卻給足我們無比的震撼與感動。我深信，上主會透過善良的你來成就祂想要的圓滿；同樣的，上主也會藉由邪惡的你來承受累積你的罪行。這個個案峰迴路轉的圓滿全都種因於案主及其家人的柔順、善良，積善之家必有餘慶一點都不為過。內人有幸因緣巧合串起這個流程，自然不著痕跡的扮演樞紐，讓這個家庭的每一份子都能歸於平靜、圓滿，是內人的緣份也是一大福報。所以，我刻意把它放在最後一個章節，是為了獻給所有善念，善行者，也獻給我最愛，最不捨的愛人。

一個週三的上午九點五十左右，陪內人到緩和病房的指定病床接班。公司沒有言明這是有看護照護中的個案，交班的看護大姊意興闌珊有點心不甘情不願的簡單交代。臨走前拿了一個紅包袋給內人，交代內人患者辭世時記得跟家屬要個紅包。這算是中華文化行之有年的風俗民情吧，當照護的個案辭世時我們會幫大體完成清洗潔淨的動作，並換好家屬早已備妥的衣物。多數家屬都會包個紅包表達謝意，有時護理站還會提醒家屬準備，當然難免也會有家屬忙亂疏忽。如果家屬忘了，我們習慣到護理站拿個紅包袋請家屬包個一百元好像有點去去晦氣的意味。對我而言我比較喜歡解釋為，讓亡者安心，別因家屬的疏忽而惦記在心。病床上躺臥著七十幾歲瘦骨嶙峋的伯母，感覺了無生氣，殘留被癌細胞摧殘啃蝕剩下不忍的皮包骨。看護大姊離開後，病床邊留下伯伯、小兒子和我們，有點尷尬的靦腆點頭致意，沒有人對突然更換看護有所解釋，這一幕對他們彷彿也是一頭霧水的羅生門。不一會阿長匆匆趕到，一見到內人脫口而出：就是妳，太好了！更讓大家摸不著頭緒了。阿長沒有多說什麼只說：看護是我換的，見到是妳來，我可以放心了。頓時大家才意會過來，小兒子德謙才緩緩開口說：原來是這樣，我們都沒有心思想太多，謝謝妳阿長，見到這位大姊感覺心真的更安定了，謝謝妳們。在這裡做二十四小時看護，大部分的看護更換都由家屬主動提出，但確實也常見護理站直接打電話要求公司更換看護的事情，對家屬而言是更進一步的保障。之前的看護大姊才照護第二天就被阿長淘汰，只因這裡是緩和病房不能等同一般病房的要求看待。

我和內人都很喜歡有機會在緩和病房做照護，一來是這裡緩和病房的要求一絲不苟，護理師格外盡職親切；再者是緩和病房的照護讓人倍感重要且別具意義；三是緩和病房的寧靜不喧囂雜亂讓人照護起來特別心安。這裡沒有慣稱的安寧病房，也許是為了稍減大家習慣周知安寧病房的隱喻吧，我們都管它叫緩和病房。緩和病房的護理站完全迥異於其他所有的護理站，進出間多了一道門讓人在步入之前不自覺會肅靜自己的心情。有肅穆一隅敬拜耶穌的祈禱室，有寧心見性參拜菩薩的佛堂，還有隨時駐足於此指點迷津的比丘尼。有隨時提供服務的社工諮詢室，有僻靜不擾的閱讀靜心房，還有異常寬敞、佈置幽雅的懇親交誼廳，乳白的沙發座椅、茶几，超大尺寸的電視螢幕，角落堆放著讓人隨意借閱的各種讀物。甚至還擺放著一座寬敞潔淨的水族箱，裡頭優游著許多色彩繽紛療癒十足的熱帶魚。還有，還有，還有一處提供家屬二十四小時得以暫憩、可以睡眠的通鋪空間，隨時提供被、枕讓家屬能做二十四小時的生命陪伴。也許它不是最大、也許它不是最好，但是這一切已足夠讓我和內人深深感動，這是對生命的基本尊重與敬愛，如果我們還可以做得更好，那就是最終人性照護的提供了。不知為什麼記憶差勁無比的我，卻老是忘不了杜甫的：「安得廣廈千萬間、大庇天下寒士俱歡顏」。

伯父、伯母與岳父母的年歲相當，內人習慣直呼張爸爸、張媽媽，和他們的兩男兩女也直接稱呼兄姊或其名。這是個再典型不過的傳統家庭，父慈子孝、兄友弟恭這些逐漸遠離的倫常都那麼完整的存在這個家庭裡。爸爸退休於一輩子奉獻的國營企業，木訥、憨厚、內斂非常誠懇熱情；媽媽在家相夫教子、勤儉操持，從來沒讓夫婿擔憂過家裡任何事情。一輩子茹素禮佛、恭儉謙良，如爸爸所言：從來沒見她發過脾氣。兩對子女更教養的溫文儒雅、進退得體，都各有很好的工作和甜蜜的家庭。從媽媽入院的一刻起，這個家庭全天候二十四小時沒有一刻留下孤獨的媽媽，但他們卻從不干擾，影響內人照護的工作。從我見過他們開始，也沒有一刻看到他們舒緩眉頭，似乎永遠的糾心深鎖。無時無刻見到他們與阿長熱議交談，總以為只是對媽媽病情的關心探詢，卻不知爸爸與德謙早已陷入緊箍咒的緊緊糾纏煎熬中，一刻也不得解套放鬆。

星期四晚上德謙和父親還是留在醫院守護，內人第一次有機會靜下來聽著德謙談起事情的原委始末。從他由平靜漸趨啜泣顫抖的情緒可以理解他承受著太大，太多連自己都不確定能負荷的壓力。自己煎熬的扛起壓力卻不願、不捨更不知該不該放手。原來，罹癌後母親持續在這裡就診、住院治療，也得到緩和病房阿長的特別關心。母親清楚自己已近癌末生命無幾，堅持不讓家人送醫住院，寧願忍受劇痛也堅持在家裡失去呼吸。家人為此陷入天人交戰的掙扎，無法平衡的天平兩邊，一邊是眼睜睜看著只剩一具軀殼的母親，繼續強忍癌末的錐心痛苦；一邊是母親用強烈猙獰的扭曲面容表達她最後的人生堅持。大哥和兩位姊姊選擇痛苦的順從，尊重母親的遺願，泣血地等待人生的終結。父親和德謙無法見母親繼續這樣的痛苦折磨，堅持將母親送進緩和病房，讓母親至少安詳沒有痛苦的走完全程。尤其德謙親眼見過癌末友人選擇不進安寧病房所遭遇的無法承受的痛苦摧殘，在徬徨無助的當下又得到阿長積極正面的鼓舞，更決心選擇違背母親的遺願。獨自扛起這無形卻又最劇烈的內心煎熬與天人交戰，甚至要有一輩子走不出來的陰影的自責，悔恨承擔。一個很有理性早已成家立業得子的大男孩說到這裡竟然顫抖地說不出話來，不難想像這段期間他內心的戰場是多麼劇烈殘忍的反覆撕裂他的心房。內人感慨的告訴他：你的決定需要一股多麼大的愛、勇氣和承擔的力量才做得到，母親執著的是她的年代的傳統、認知。換成是我，我也會毫不猶豫的選擇和你一樣的承擔。謀事在人成事在天，凡事盡其在我不該有憾，放下心來靜觀其變吧。

原來這二天父子倆有空就纏著阿長，不斷地交談議論都是為了此事。原來這二天阿長對他們而言已經不僅是緩和病房的護理長，更身兼關鍵的悟明法師角色，扮演指點迷津，開悟解惑的重責大任。不斷地為在「對與錯」之間徬徨、懊悔、掙扎的眾生試圖理開糾纏的絲線。無奈，法雖弘大，理雖至明，但眾生心頭只消種下一粒微不足道的罣礙芥子，法之弘大清明頓遭遮掩盡顯陰霾。我用猙獰扭曲來形容張媽媽的神情表態內心沒有一絲絲的不敬，反而充滿更多的不捨與動搖，我更能理解德謙與父親內心的不安與惶恐。我經常在幫內人順道帶餐或得空探望時，偶爾見到媽媽對著身旁的爸爸好像用盡生命餘力所堆擠出來的情緒或抗議。沒有肌肉的臉龐，虛弱到沒有說話的餘力，你可以想像她真的是用盡生命的餘力在表達、在生氣。我第一次被這樣的面容震撼不已，私下問內人：媽媽怎麼了？內人悄悄回答：在生氣？為什麼生氣？媽媽想回家！聽到這裡，再看看剛剛媽媽的極盡猙獰扭曲的奮力一擊，我突然完全可以強烈感受德謙的近乎崩潰，我突然很想不顧一切的說，回家吧、回家吧！可是，我沒有在家裡見過母親無時無刻不在強忍著病魔錐心之痛的煎熬，換成這一幕時我能抵擋多久？我會讓自己陷入多大痛苦的兩難之中……。內人在這幾天不斷重複做著兩件事，一是隨時保持媽媽身體的潔淨，輕輕幫她按摩、握著她的手、輕撫她的額頭不斷跟她說話。告訴她在心裡誦經把心放下、把心交給菩薩，不要生氣，德謙和爸爸為了這件事也不斷不斷地承受心裡的掙扎、苦痛。另一件事就是不斷不斷地讓爸爸坐在媽媽身邊，要爸爸像她一樣握著媽媽的手、輕撫她的額頭，告訴媽媽他的愛意與感激。靦腆木訥的爸爸總是緊張的說：我不會說啦，我不知道要說什麼，不要啦！這時內人總會假裝生氣的告訴他，這個女人嫁給你一輩子，幫你生了兩男兩女，幫你操持所有家務讓你安心工作，照顧你和孩子的三餐和身體健康，還把兩對兒女教得那麼好，你不是說你常說要帶媽媽去玩媽媽都節儉的拒絕了，那麼多、那麼久的人生怎麼不會說。從結婚開始，一件一件說給媽媽聽，再不說都沒有機會了，你要遺憾一輩子嗎？一下子聽完內人說的一切，爸爸紅了眼眶牽起媽媽的手，內人默默的拉起床簾走出了病房……。一次又一次，內人勉強爸爸不斷不斷地做著。也不斷不斷地陪爸爸聊天，看著爸爸漸漸的放下、放下……。

愛、勇氣、承擔

——為媽媽做的最後一件事

隨著時間一步步緩慢的往前走，更顯得臥榻邊眾人步伐的沉重，包袱從來沒有一刻減輕過，感覺更日益加重。星期五晚上內人告訴德謙，媽媽今天血壓有著異常的起伏變化，可能要隨時小心會有一些變數。他焦急的問著：會嗎？會嗎？今晚的德謙恐怕更將步步驚心、寸步難行了，好不容易熬過的一晚。星期六一早家屬已經齊聚病房外，你一言我一語的討論了起來，焦慮全掛上臉龐。一看見阿長偶爾得空馬上聚攏在阿長身旁，尋求任何可能讓母親圓夢又不受病痛的方式。阿長極具耐心的安撫、勸阻，擔心意外狀況時無法處理堅持不讓患者離開。就這樣、一次、一次、又一次、無數次的攻防，只要阿長得空家屬馬上聚攏，重複的對話、同樣的堅持，從早上八點一直糾纏到一點左右阿長又得空踏入病房探望媽媽的情況。一張張焦急的臉龐、一雙雙乞求答應的眼神，家屬絕望的提出能否雇請救護車載媽媽在家的四周繞兩圈的權宜之計。阿長實在不想苟同這些世俗的束縛，又敵不過眾人的緊緊糾纏，離開病房前丟下了一句：你們想怎麼做我都阻止不了？就算你們想幫媽媽請假回家也隨你們自己安排……。聽到一句請假回家的內人心裡一亮，趕快對家屬說：快呀！快去幫媽媽請假、安排救護車呀！你們沒聽到阿長答應讓媽媽請假回家了嗎？這時家屬竟然狐疑地說：真的嗎？可以嗎？看來所有人的腦袋都還完全陷於與阿長的交戰空間還沒抽離戰場。聽到內人的催促後一群人急忙湧向護理站，阿長無奈的請護理師協助辦理一切請假事宜。確定四點多會有救護車幫忙協助，辦妥請假手續的德謙忐忑的回到病房急忙詢問內人：大姊，妳能不能跟我們一起陪媽媽回家？請妳一定要陪我們回家，我們很需要妳的協助。內人告知已獲得公司的應允，可以陪伴、協助媽媽回家的一些事宜。至此，第一次看到德謙放鬆深瑣的眉頭，時刻糾纏著的無形枷鎖瞬間煙消雲散。三點多在我的照護病房接到內人的電話，告知媽媽已完成請假，院方準假到晚上九點，讓我放心別到病房撲空多慮。家屬和內人都欣喜的告訴媽媽已經辦好請假，很快就可以回家了。

下午四點三十分左右救護車隨車人員移動媽媽的身體，一群人前後簇擁的緊緊跟隨。行前，家屬請求救護車不亮燈、不鳴笛，就像平常一般的行進以免造成不必要的干擾。阿長確定內人可以陪同回家，似乎也寬心了不少，請護理師再次確認內人瞭解止痛注射的相關細項。五點不到，救護車已然抵達家門，隔鄰嬸嬸忽然見到救護車和一家子陪同的人，以為媽媽已經辭世運回放聲大哭。內人急忙告知嬸嬸媽媽一切安好，只是向醫院請假回家看看，才制止了嬸嬸的哀傷哭泣。

好不容易回到房間將媽媽安頓在自己的床上，媽媽卻還是躁動不已，會不會不知情的媽媽以為全部的人都在騙她？內人請爸爸牽著媽媽的手撫摸熟悉的床舖，再一次告訴媽媽：妳已經到家了。這是妳的房間，現在正睡在自己的床上，妳摸摸看是不是妳睡了幾十年的床？過了良久、良久，媽媽的呼吸才勻稱下來。不久後突然完全靜息，大哥和德謙嚇一跳急問：媽媽怎麼了？內人說媽媽真的放心的睡著了，這幾天來她從沒放心過，就讓她休息一會吧。晚上六點多內人詢問德謙還有沒有家人還沒回來？如果有，請他們趕快趕回來。德謙說大姊已經在路上，七點前就會到家。並不安的問著內人：不會吧？內人答以只想做到最好的準備，媽媽自有安排吧。七點多家人到齊，德謙上幼稚園中班的男孩貼心的提著一碗麵和湯匙筷子走到內人跟前：阿姨，妳肚子一定餓了，趕快吃麵。內人誇讚他的貼心禮貌，告訴他肚子不餓，請他暫時放回原處，等肚子一餓就馬上去吃。

下午七點三十分內人再一次細心仔細的幫媽媽擦洗，雖然早上在醫院已經擦洗過一次。全身擦拭潔淨後幫媽媽換上家屬早已為媽媽準備妥當的衣物，並暫時幫媽媽穿上紙尿褲，旁邊置放著媽媽的鞋和襪。八點多完成一切後再一次幫媽媽測量各種生命徵象，接著告訴爸爸和圍繞在媽媽身邊的家人：媽媽的生命跡象非常孱弱，媽媽知道這段時間你們為她所做的一切，所受的煎熬苦痛。蜿蜒曲折少受了很多病痛折磨，卻又能回到自己的家裡如願。媽媽可能決定在回醫院前離開，這是最圓滿的結果，請大家隨時做好心裡準備。家屬聽完後開始平靜的幫媽媽誦經，沒有哭泣、沒有哀慟，只是靜靜地誦經迴向……。晚上八點五十五分媽媽頸脈停止、內人靜靜把脈、檢查瞳孔……。晚上八點五十六分內人拿起假牙告訴媽媽：張媽媽，我都幫妳整理準備好了，請妳放輕鬆讓我幫妳裝好假牙。話一說完，內人也輕易的幫張媽媽裝好了假牙。內人轉身告訴家屬：待會如果我說媽媽已經圓滿功課做菩薩去了，請大家跪下。請大家不要哭，因為人走了聽覺短時間不會消失。只要告訴媽媽你們有多麼感謝她、愛她，請她放心去做菩薩。告訴她爸爸你們會照顧的很好，請她不要操心。話一說完，爸爸急忙地問：林小姐，啊我要不要跪下？啊我要說什麼？內人告訴爸爸不用跪下，你可以坐在她身邊摸著媽媽告訴她：你會聽她的話、照她說的去做，請她放心去做菩薩。晚上八點五十八分媽媽停止所有生命跡象，內人請家屬幫媽媽穿上襪子、穿好鞋子。告訴大家：媽媽已經功德圓滿去做菩薩了……。堅強又讓人感動的家屬強忍失去至親的悲慟，勇敢又哀傷的跪在媽媽的身邊一遍一遍說著他們的感謝、他們的愛……。

在結束請假的前二分鐘跨越終點。媽媽選擇陪伴家人到最後，又沒有逾越醫院的請假時間，更完成了自己一直堅持在家辭世的心願。這麼多的巧合迂迴來達成不可思議的圓滿，這不僅是張媽媽一生的善念善德得以成就，還有更多張爸爸，子女們全家人的愛才能呵護完成。晚上八點五十八分充滿這家人的奇異恩典。

家屬連繫公所相關死亡證明的宣告開立事宜，因時間已晚公所確定今晚無法協助完成。內人回報緩和病房護理站媽媽辭世一事並尋求協助，確定再請救護車載回醫院急診室完成院宣並開立死亡證明。

晚上十點救護車載著媽媽的大體，爸爸和大哥隨車陪伴，內人則搭乘德謙的車返回醫院。途中內人和德謙分享一些她的經歷和想法，再次肯定他和爸爸的決定是正確而且是非常了不起的，並請他轉告爸爸不能再因送媽媽入院一事自責、內疚了。還有她特別幫媽媽穿上紙尿褲是擔心臨終之際可能的分泌遺留，只要急診室完成死亡院宣時請護理師幫忙取出就可以。德謙如釋重負的述說他的心情，此刻已經完全放下，沒有遺憾了。他說這是他從來不敢想像的圓滿，也以為自己要一輩子活在自責內疚中。他摯誠的感激內人：大姊，我沒有辦法表達心中對妳的感激，沒有妳真的不會有這一切的圓滿。我相信大姊是菩薩派來的使者，阿長的一通電話不是毫無來由的，謝謝妳大姊，真的真的謝謝妳。下車時，德謙取出一紙紅包往內人手裡塞，告訴內人無論如何不能拒絕，這只能表達他個人的一點點心意。進醫院後在電梯裡內人遇見了張爸爸，爸爸緊握著內人的手除了不斷地林小姐謝謝、謝謝外，說不出其他的話來。內人開玩笑的告訴爸爸：我已經跟大哥和德謙說好了，我會隨時和他們保持連絡。以後他們什麼時候要帶爸爸出外旅遊被爸爸拒絕時，就請他們跟我說，我再帶爸爸到媽媽面前說給媽媽聽。爸爸急忙說，不會啦，不會啦，我會去啦……。

當天，再次在原來的緩和病房見到內人時已是十一點多，幫忙內人整理簡單的行李離開病房。內人說今晚不想回去了，直接在日光室睡一覺就好，明天繼續接班工作。想想也好，內人獨自開車回家反而讓自己放心不下，在這裡的看護很多都習慣這麼做了。隔了一天內人接到德謙的電話，確定內人在醫院的照護病房。不久後德謙竟然出現在病房外，手裡拿著一個紅包請內人收下，告訴內人這是他們全家人的感激與心意。內人才知道原來低調嚴謹的家人，決定將媽媽的告別全權交由醫院附屬的禮儀社辦理。我們協調彼此可以的時間，一起在張媽媽的靈前上香致意。凝視眼前的慈眉善目、靜穆和諧，抹去所有殘留腦海的猙獰扭曲。張媽媽真的功德圓滿當菩薩去了，看看她的伴侶、看看她的子女，圓滿是張媽媽應得的報酬。再一次，我看到上主透過內人的手因緣巧合的成就了一樁圓滿，短短四天的照護，神奇地搭建並串聯貫通的橋樑，上天的旨意豈是你我所能猜透。兩包紅包都不少於看護費用，裡頭裝的是這個家庭的滿滿感激……。讓我感動的是，內人曾在閒聊時告訴我，在完成債務清償之後，她想繼續在醫院為需要的患者做一對一二十四小時的照服。我知道她不是隨性地說說，也沒有想博取任何旁人的認同，因為只有我們沒有旁人。我不確定自己會不會願意繼續？這不是一個只需要體力和勇氣的工作，而且我一直都還有希望能完成的一些事情。但是可以肯定的是：只要內人繼續留下來，我都會一輩子堅守在她的身邊。我們都很感謝上主給我們這樣的安排，這樣的考驗，每一天、每一個照護的日子都會讓我們彌足珍貴的咀嚼良久……。

二、長照故事，每一夜的用心陪伴

照服員，長照的天使或撒旦

照服員俗稱看護，是人口老化社會的必然產物，尤其台灣人口老化數據急速攀升致使照服員缺口大增。長久以來百姓汲汲營營只求溫飽，無暇顧慮長照這個區塊，而政府官員絞盡腦汁的勾心鬥角短視近利，直到長照已經變成一隻龐然大物才黔驢技窮的提高菸捐試圖囫圇吞棗的假以因應。就像急診亂象只會設計問卷圈套告訴你百分之七十的人並不反對提高急診費用來抑制問題，頭痛醫頭、腳痛醫腳，到什麼時候的政黨輪替才願意正視問題從根源解決？難道要像光緒熊一樣得苦等一〇八年才能拿到大聯盟的世界大賽冠軍？或者還不曉得川普早已跌破眾人眼鏡當選美國總統了？政治人物如果還看不清現在民意如潮水，恐怕得先擔心一任是否能幹完而不是想著連任的天方夜譚吧。

由於照服員的缺口太大，政府偏又急就章推出替代役照服的措施，實在讓人有點哭笑不得。照服員資格的取得門檻不高，事實上也無法，不必有太高限制。對大眾而言，這是一份中下層的工作，既辛苦又毫無保障，實在沒有充足誘因吸引眾人投入；再者，這份工作比家人、比醫護還更貼近患者，需要的是比醫護更多視病如親的初衷和細心，基本上也不需要太高學歷。只是替代役投入長照系統顯然只能協助無關緊要的環境維護，恐怕連陪同聊天都會是個問題。我所接觸到的照服員系統由於競爭激烈倍顯良莠不齊，照護品質頗有落差。在照護初期我獲得許多資深大姊的愛護、教導並傳授諸多個人經驗的實用技巧，受訓時間所學簡直九牛一毛讓我獲益匪淺。也同時領教過不少資深大姊對其他同行頤指氣使、咄咄逼人的惡劣，還自設了許多照服員不得逾越的紅線讓人啼笑皆非。諸如管好自己的病友、不能主動關心協助其他有照服員的病患，有照服員患者的家屬如果向你索求電話也不能提供……這些以資深為跋扈依據的照服員是我最不恥的。也許因為我是少數的男性也很少與他人交談吧，這些人對我似乎也敬而遠之。漸漸的，彼此認同欣賞的自會經常連繫，彼此支援互相往來，慢慢的形成自己的小集團並漸形擴大，這倒是我樂見其成的一件好事。

醫院照護的大餅商機太大，人人都想染指這塊龐大的抽佣大餅，競爭激烈良莠不齊，業者間言語相互攻訐讓人不敢苟同。更有業者大量慫恿外配或外勞參加照服員訓練取得執照，投入照護市場藉以獲取佣金。個人非常樂見並鼓勵有心人願意積極參與且投入照護市場，但這些業者的嘴臉顯然沒有一絲照護的初心，而只是用大量的人頭換取佣金。照護的品質與看護的素質一概不談也無所謂，這不是未來長照的另一隱憂嗎？雖然我也遇上幾位不錯，甚至比台灣看護還好的外籍看護，但整體而言，外籍看護多數不適任這個工作且會是個麻煩製造者。知道嗎？看護不比一般工作，不是可以心不在焉或粗心大意，因為很多動作不是可以NG重來的。所以，我總不厭其煩的叮嚀我照顧過或接觸過的患者或家屬，當你對你所雇用的看護有疑慮或不放心時，請務必立即請公司替換而不需做太多思量或掙扎。好的看護就像你的家人，會全心全意協助照護患者健康離開病房；不適任的看護真的會讓患者提早進天堂，這一點都不是危言聳聽。多數的看護都很好很盡責，當你遇上好的看護時請你要待她如家人，那不僅是一種福氣、更是一份難得的好緣份。藉此也呼籲執政當局費點心思在看護的照顧上，讓有心投入者更能無後顧之憂願意從事這項神聖且辛苦的工作。照服員，尤其是醫院或居家的二十四小時一對一的看護者根本沒有辦法申請職業災害，即便有它的一套認定標準，只可惜繁瑣費時形同虛設；尤其二十四小時一對一的看護在下班或接班的過程中更沒有任何事故保障，更別提過程中意外死亡的因公殉職了。見過許多出事的同行永遠只能摸摸鼻子自認倒楣，因為我們找不到任何可以協助我們的人。在毫無保障的風險下，我們加入工會的勞健保保費有得到任何優惠補助嗎？試想，社會大眾怎麼不會將這份工作歸類於卑下的行業？試想，這樣的環境或保障怎能誘使更多有心人投入？其結果顯而易見將是一灘愈攪愈混的濁水罷了。有人說：看護很好賺、連睡覺都有錢賺。那為什麼有那麼多家屬在陪睡床躺個一、二天就受不了急於請看護？我常說這是一份用錯亂的作息、用健康換取薪資的工作，更別說其中的專業、細心和耐性了。不分日夜的照護、時薪還不如冷氣房裡輕鬆的打工者，希望你也能認同並願意為我們發聲。

照服員的訓練與資格取得並不難，因為有上述諸多因素尚待解決、因此照服員的門檻與限制也不高。目前會投入照護工作的人不外乎經濟與年齡二大因素，所以照服員的年齡普遍偏高、學歷普遍不高。常有家屬告訴我，這份工作很有福報。其實捫心自問慚愧得緊，如果不是事出突然的債務待償，我也從來沒有想過自己會投入這個行業。會因為福報而投入照服員這項工作者我想少之又少微乎其微吧，畢竟有太多層面的志工可以投入而不需如此跟自己的健康過不去吧。有朝一日債務得解，我相信我也不會這般全力投入的在這份工作。只是在選擇從事這份工作之時，我和內人都詳細評估過自己的個性與態度是否能把這份工作做到最好，然後就義無反顧的投入。建議有心投入的人不用考慮太多，只要心思對了堅持初衷，你會看盡比連續劇還精彩萬分的世間百態，你也會和許多人結下善緣。也許，你更能對生命有更多不同的體會與領悟。只是，一個照服員在盡心工作之餘最重要的是要學會照顧好自己的健康，只有把自己的健康照顧好了，你才能行有餘力的逐步去完成你的目標。現在照服員的訓練做的很紮實也很基礎，除了課堂上一定時數的教學與實際演練操作外，更需要一定天數的在機構全天實習和居家照護。通過測驗和機構，居家實習的評鑑後就自然取得照服員的證照。結訓前也會有篩選過的機構人員前來徵才，只要有心結訓即可就業。即使不到機構，像我們一樣在醫院或居家做一對一二十四小時的照護也燙手的很供不應求。其實，在我們投入照服工作半年後，幾乎都已是家屬轉介紹或是同病房其他家屬留下電話介紹的個案。常常還分身乏術尋求其他我們信賴的照服夥伴幫忙，這些更讓我們相信你所堅持的大家都看在眼裡並樂意回饋。結訓後單位通常會鼓勵你打鐵趁熱拿取丙級技術士的證照，在從事照服員的初始我們也有一腔熱情想更上層樓得到丙級技術士的執照。但是在醫院待了一段時間之後，我體會到這張證照對我和目前的工作並沒有任何特殊的幫助與意義。因為在醫院你所學到的照護經驗及技巧已經足夠，醫院也擁有最完整的設備與資源及人力提供患者最完善充分的醫療服務，那麼空擁這張證照對醫院照服員來說確實有點脫褲子放屁的多餘了。除非你想自己設立養護機構，或到機構從事照護工作可以增加一點收入，也才有職位晉升的可能，否則一些侵入性的醫療行為我認為還是回歸到醫護專業才實際。聽說有些醫院刻意要求它們一對一的照服員需要擁有丙級執照，個人以為期期不可，因為它終究會混淆應有的醫護專業與分工，這也才是病患與家屬最放心的醫療體系。機構有機構醫療上的不足與需要，或許在醫護缺乏的狀況下由照服員執行立即且需要的侵入性醫療行為是必須，且可以適時填補人力空缺的不足，只是衍生醫療糾紛時這些照服員的權益誰來保障？或者依然又是一道無解的習題。

關乎人的問題都難以評鑑，績效可以評鑑、專業可以評鑑，但是加上「人」的本質一切就只能自己評鑑。醫師、護理師孰好孰壞家屬除了專業之外更在乎他們的態度，所以病患與家屬或看護間會互相走告，讓大家趨吉避凶。同樣的，看護也無從評鑑，請護理師評鑑恐怕讓部分護理師更惡形惡狀得寸進尺，家屬才是最好也是最難纏的評鑑員，好跟不好家屬的態度最明顯。看護有許多照妖鏡，有的喜歡自吹自擂、高談闊論，無視他人的存在；有的靜默不語、專注工作，彷彿與外界隔絕。有的到處串門，尤其外勞，專聊八卦，有的足不出戶除非必要；有的喜歡打探患者隱私、家境，百般央求出院後陪同回去做居家照顧，有的恪守分際自然得到患者的信賴與之無所不談。我在安寧病房見過因為隔壁病床離逝而嚇到趕緊要求公司立即派人更換的看護，也看過用言語刺激或慫恿患者轉到雙人或單人病房的看護……這些少數看護的卑劣行徑我實在不忍繼續詳述，只希望這些人夜深人靜時能捫心自問：對得起你照護過的人嗎？如果，照護是一份有福報的工作。那麼，我深信，照護也必是一份有果報的工作。如果有一天，家裡需要看護時，請記得、要珍惜好的看護如同愛護你的家人，因為當下她正把妳的家人當成自己的家人來照護；同樣的，當妳遇上不適任的看護時更不需惡言相向，請公司立即幫妳汰換看護直到妳放心為止。對我，對妳而言，我們不都在求一個放心嗎？祝福您……。

照服員的辛酸與甘苦

世界地圖裡連一個逗點都擠不進的台灣，每天竟有超過十家電視台全天候二十四小時不斷重複的播送新聞畫面。這麼一丁點的地方為了勉強湊足新聞時數，最快取得的方式就是車禍畫面和兇殺、傷害案的採訪，快速便捷又驚悚駭人有益於收視率的提高。難得出現一些願意多花時間去記錄、發掘溫馨、正向陽光的節目時，總讓人感動再三。幾百個頻道扣除新聞播報，扣除荒誕不經、怪力亂神令人匪夷所思的節目，再減掉怎麼切換頻道都難逃魔掌的所謂談話性節目，台灣的觀眾淪為最悲情的受害者。每個月付出超額的收視費用卻只有寥寥無幾的選擇，甚至被畫面洗腦耳濡目染中被強迫改變性格猶不自知，付費請求外力的傷害正是目前台灣觀眾的無奈，更是台灣媒體的沉淪墮落。尤其許多談話性節目，太多離經叛道、煽惑造謠從不臉紅的言論行徑，語不驚人死不休的目的無非在鼓動人民的對立衝突，再趁機奪取更大的利益。奉勸你們，多看看自己的節目錄影，真心審視畫面中的人物，是不是確實是你自己？畫面人物的嘴臉是不是你熟悉的面容？畫面人物的伶牙俐齒是否真是你內心的表白？如果不是、如果有誤，回頭吧、馬上回頭，別再造孽了！台灣有太多尚未發掘、乏人問津的角落亟待報導、亟待發揚、亟待伸出援手，而你，正是最好的不二人選。也許當你忐忑投入某個社會志向時，你會猛然發覺，原來早已有這麼多無名之輩、凡夫俗子在每個角落裡默默耕耘播種。台灣的所謂八點大戲更令人噴飯、拍案叫絕，劇情可以跨越時空古今、扭曲猙獰到不行。每一部八點大戲都是亙古之作、千古不朽，我相信很多實力派的賢拜早已汗顏不已羞愧難當。沒想乏善可陳之下乏人問津的結果，自然遭日流韓劇一面倒的襲捲全面潰敗，咱們英明的NCC官員竟反其道而行研擬祭出八點黃金時刻台灣戲劇播出的保障時數。天啊！咱們這些尸位素餐的高官貴爵真是何其天縱英明啊！

一年中總逃不掉會看到幾次讓人傷心欲絕的畫面，許多有親人長期臥病的家庭礙於經濟或親情等諸多考量，最後選擇由單一親人擔負起照顧的全責。經年累月的陪病照料、箇中辛苦真是寒天飲冰冷暖自知。日積月累的身體疲憊、日漸消沉的心理折磨，沒有紓解對話的窗口、沒有輪替稍作休憩的喘息，彷彿永遠見不到明天的沉淪，陷入永無止境的了無希望。身心俱疲、心力交悴無法自拔的某一剎那，媒體畫面又多出了一件駭人聽聞慘不忍睹的社會事件。這不是泯滅人性、人神共憤的兇殺、傷害事件，而是耗盡一生的愛換來無法解脫的夢魘下的悲劇，慘絕人寰的人倫悲劇莫此為甚。曾經充滿愛意、熱忱、無私的犧牲自我的奉獻，無法計數的日子裡，那般的天倫、親情的流淌、相視的凝眸……竟至用自己的雙手、親手終結掉朝夕相依為命終日照護的親人性命，最後更獻上一己的生命以償內疚與痛苦。每位長年臥床親人的背後，總有太多不為人知的酸苦甘甜。親自走入這個角落我們總會發現，時間永遠不夠、人力永遠不夠、經費永遠不夠、善行永遠不夠……。每多一份投入的力量，也許無形中就少了一件骨肉相殘的人倫悲劇。愛，不僅要及時！愛，要馬上行動！

在照服員受訓過程中，印象最深刻鮮明的不外乎在長照機構的實習和那幾天跟隨居家大姊的風馳電掣。機構的實習已概略在之前的章節裡，不再贅述。三天的居家跟隨見習，老師特別安排我和一位陸配大姊同組，叮囑我多留意協助。由於是跨縣報名受訓，大姊慷慨答應提供機車共乘，還熱心的幫我準備安全帽。與居家學姊約定時間未到我早已在約定地點等候，不一會大姊噗，噗，噗的騎著機車過來。我心想，大姊妳辛苦了，這部恐怕早該淘汰的機車這幾天得更辛苦了。大姊笑著說機車是一位認識的陸配朋友淘汰給她的，陪著她南征北討到處征戰呢。其實我知道這位同學在台灣過得很苦處境堪憐，所以在長照和居家實習老師刻意安排她和我同組，拜託能盡量協助她順利取得證照。我笑笑對阿英說：英姐，謝謝妳，我一定會幫妳過關拿到證照的！話還沒說完，一部機車喇已停在眼前，一看裝備果然是帶領我們居家見習的學姊。本來急性子的學姊一看見我們兩個學員的座騎，馬上說：跟不上沒關係，我盡量慢慢騎，出發！雖然正逢上班時間市區交通更顯擁擠，學妹卻總能在車陣中殺出重圍一馬當先。我載著阿英跨上這匹汗血寶馬加足馬力卻總覺力不從心，一時還頗能體會年老逞強不得的現實，學姐頻頻回頭放慢速度等候追上。很快的到達學姊每天居家行程的第一個個案，住在透天厝裡喪偶的獨居伯伯。身體狀況感覺都還不錯，但偶會出現失智現象，兒子住在台中假日才能偶爾回來。在這裡學姊的工作是幫個案準備早餐，並備好午餐、買菜、環境整理。我們搶著幫忙準備早餐和環境的打掃，讓學姊行有餘力的去市場買菜。居家照服的時間感覺過得特別快，多年下來學姊每天的居家行程早已固定，而且安排的很緊湊，因為對居家照服員來說，時間真的就是金錢。個案與個案間的路線安排錙銖必較，時間抓得非常緊湊。結束第一個個案後馬不停蹄飛奔上路，幸虧阿英姐這台路克馬的性能漸能掌握，奔馳間與學姐的距離似乎不再那麼遙遠。只是無意間發現在燈號轉換催足馬力之際，竟然茫煙散霧，原來我們胯下的汗血寶馬還是一隻特大烏賊呢，這時我只想用最快的速度飛離案發現場。我也好想告訴阿英姊：明天可不可以幫我換一頂全罩式的安全帽，我真的不想見人呀！幸虧見習的日子都沒有遇上波麗士大人，否則這罰單說不得會幫阿英繳吧，後來才知道阿英連駕照都沒去考，竟敢這樣理直氣壯的在嘉義橫行多年。其實，我比較想問的是：這塊機車牌照到底還有沒有效？

第二個個案服務是幫阿嬤洗澡，順便購買他們喜歡的土司。我不方便幫阿嬤沐浴，正好留在客廳陪阿公聊天，客廳擺了好幾把二胡吧，阿公洋洋得意的一把一把拉給我聽不同的音色。這裡的每一把二胡都是阿公的傑作，談起二胡阿公眉飛色舞道不盡溢於言表的驕傲與興奮，還一定堅持要我每一把都試拉看看。可惜我少也粗鄙欠缺栽培，對這些音律一竅不通，只能不斷用嘴巴彌補自己的罪過。阿公竟好像久旱逢甘霖，千古覓知音般的無法遏抑、滔滔不絕。這個個案在時間分配上比較特殊，上、下午各一個小時，這下子你應該明白我的疲憊與苦惱了吧。疲憊的是強迫耳朵接受非我族類的音譜，真的藍瘦香菇；苦惱的是一天二次不能言之無物的奉承應對，早已黔驢技窮。

熱情又慷慨的阿公第三天竟然毫不藏私的要送我一把二胡，而且只要我看中他都開心的送，這真是給我三天居家見習的最大考題呀！我怎能平白無故而且虛與委蛇地取走老人家的最愛與信賴，只好羞慚的告訴阿公等我真的弄懂了一點基礎再來接受阿公的好意，不然自己會覺得丟臉過意不去。還好，阿公聽了還是喜孜孜的笑著直說好、好……。

在南部這種半都會型態的地區，個案的居住泰半是透天厝，要不就是簡陋的平房。第三個個案難得的是一戶兒子與長輩同住的家庭，遺憾的是脫離不了的貧窮。案主雖然長年臥病在床，但在旁人攙扶下勉強可以行走，只可惜配偶有點年紀更糟的是沒什麼照護觀念，所以一切只能等學姊來的時候才能對案主有所幫助。我幫忙伯伯洗澡讓學姐為伯伯備餐。用完餐後再攙扶伯伯到戶外走動、坐坐曬太陽，簡陋陰暗的平房裡堆滿了各種雜物幾乎沒有立錐之地，這樣的地方怎麼住得了健康的人？難怪第三天來的時候學姐發現伯伯有所異樣連忙送他就醫，並全程在醫院處理所有門診，住院事宜直到兒子到場，伯母卻渾然不覺伯伯的不適。學姐說她幫這個個案找到一些贊助的善心人士，所以許多日常所需和醫療用品都不用擔心。她也常自費幫個案購買一些用品，顯然學姐不辭辛勞的為她所服務的個案尋求多方的協助。學姐個性熱心積極很適合居服員的工作，每到一個個案總不厭其煩的詳述個案的情況，稍有空閒又恨不得把她所有的經驗全部傳授般的教導。每在個案處抵達之後，離開之前一定以個案的家用電話向公司回報，完全沒有遺漏。中午的個案不接受其他外人進入，學姐也習慣在這裡陪著個案一起吃著便當，貼心的學姐和我們約定時間地點後要我們好好享用午餐並稍事休息。雖然阿英早已備妥午餐，甚至連我的早午餐都幫忙準備了，我還是堅持請阿英簡單吃個午飯，並請她明天不要再準備午餐，還是熱熱吃頓飯的好。第五個個案算是間隔較遠的行程，炙熱的午後急馳在焦燙的柏油路上，急速間好像只有不斷呼嘯而過被我們超越的人車。突然三輛機車倏地由後竄出，後兩輛車主猛然回頭大聲地喊了聲：班長！天啊，原來是我們同班學員，兩位年輕勤奮又貼心的陸配，都還來不及揮手致意時，三輛機車早已輕易突圍前面的號誌揚長而去。望著她們快速遠離的身影，我更能深刻感受學姐這幾天的十足無奈，我也更為居家照服同仁的交通安全感到心慌。前天看到嘉義居服員在十字路口與人擦撞受傷骨折的畫面，更讓我忐忑不安。三天的居家見習最讓人感受強烈，印象最深的就是，居服員在個案與個案間拼命三郎的奔馳，實在教人怵目驚心。身為照服員的我們如果不能比別人更正視自己的健康，那該用什麼理由來搪塞自己或說服自己對安全健康的毫不在意呢？我親愛的夥伴們，退（慢）一步海闊天空啊，留得青山在何怕無柴燒……。

你一定要善用的居家喘息服務

第五個居家個案窩居在一個小房間裡，七十不到的一位女性由於行動不便身形漸趨碩壯，有限的空間裡擺設了開放的廁所。由於主人的習慣問題，房間裡瀰漫些許異味，蚊蠅更到處肆虐為所欲為。個案的媳婦也是經由學姐的鼓勵才參訓取得證照，並介紹進入單位成為居家照服同事，很幸運能遇上這麼好的學姐傳承授業。第二天起學姐不斷鼓勵我留下來成為居家照服員，她說單位很缺居家照服而我真的很適合。雖然只有短短三天，卻很感激學姐知無不言，言無不盡的掏心掏肺，為我們樹立了很好的榜樣。婉轉告以暫時還是以醫院一對一的照護為優先，如果不幸戰敗撤退再請學姐介紹收留囉。最後一個小時又回到二胡阿公那幫忙備餐，每天六個個案五位案主學姐已經這樣服務了好幾年。學姐說剛開始的時候比較辛苦，個案通常分散各地，彼此間的交通時間拉得很長。但三個月、半年之後隨著居家申請的個案愈來愈多，服務範圍也慢慢趨於集中，通常不需五到十分的車程就能抵達另一個案處，一年之後照服對象大致完全固定，對案主或居服員都有莫大的助益。當然這種情況僅限市區，鄉鎮地帶的居家照服在交通行程上勢必特別艱辛。雖然目前的居家照護在制度上晚間六點前結束，假日居服員也需充分休息不提供照服，但學姐不諱言私下告訴我，許多個案家屬會在假日或夜間尋求居服員的協助，我想這應該是家屬和居服員長久相處信任後所形成的默契吧，我個人倒鑾樂見這樣的互動，彼此依賴各取所需。

刻意用了不少篇幅敘述每一個見習個案，無非希望大家能了解形形色色各種不同需求的居家照護。五個個案有二處貧困，三處持平甚或在小康之上。只有第一個案完全獨居，其餘個案分別是夫妻健在或白天獨居入夜有子女陪伴的情況。雖然一般喘息服務的實施對象不外乎：一般身心障礙者、失智症者、慢性精神病患、智能障礙者及自閉症者的制式規範。但實際接觸及照護下來的經驗告訴我，建議您只要能讓您覺得「比較放心」「有需要」，都強烈建議您提出申請，那怕需要自費又何妨！居家喘息服務是您廉價的好幫手，真正能做到小兵立大功的效益。台灣的首善之區台北市、台北市的老年人口即將突破四十萬，佔全市幾近十五%。這個比例許多人可能還不以為意，但是已足以讓現在和未來的地方或中央政府官員膽戰心驚。因為五年、十年、二十年後的老人比例將是恐怖至極的天文數字，我的子女無所遁逃恐怕早已自顧不暇，被壓得早已氣息奄奄，您的子女又如何自外？首善之區，勞動市場最密集的台北市尚且如此，您我所在地域只怕早已淪陷許久，這不可說的祕密就這樣大家心知肚明的擱在心底假裝從來沒有發生過。一堆權謀者繼續埋鍋造飯，舞刀弄槍的揮向一休一例，揮向同婚平權、揮向任何可以見縫插針的議題來製造與政府的對立，來撕裂更大的勞資傷口。少數人為小利出賣自己甘為權謀者的馬前卒，張牙舞爪地打著民主旗幟賤踏民主；口沫橫飛高喊還我正義卻強暴正義；滿口的仁義道德誰知背裡多骯髒污穢！寂寥時試著捫心自問，可曾為這塊土地掉一滴淚？真正為這片土地的百姓盡一點力？而執政八個月的新政權是否曾停頓省思，為何朝令夕改的政策屢見不鮮？你的髮夾彎和郝伯伯的朝令有誤夕改又何防有什麼太大的差別。為何如此貪婪急於去操作所有議題想攏絡每個族群？結果不是走得太急就是操作在不對的時機。也許明年最攸關生死的年金改革確定後，二〇二〇年是否再度政黨輪替恐怕也已早早定調，慎思、慎思呀！

早已習慣環視自己的看護周遭，為需要的人提供一己的經驗與建議，這麼卑微的付出希望卻已是當下所能奉獻的一切。我們習慣建議住院家屬，在有需要時利用住院期間一併取得巴氏量表，這是最好取得巴氏量表的時機，並走一趟社工室聽取最詳盡的說明。有太多龐雜的社會資源不是一般社會你我會接觸或思考到的，我們向來習慣缺什麼找什麼，但我們不曉得即便社會福利仍然殘缺不全，卻仍有太多你我不知但可以提供的補助或協助可供申請。我們有資源，多數人卻不知道資源何在？愈是貧困知識、水平缺乏的人家愈需要您的告知。常常有人問我：去哪裡申請？我喜歡千篇一律的回答：找村長、找里長。不是跟村里長有仇，而是在我的地區，村里長是最貼近，也最容易接觸的行政官員。他們的勝出來自我們的支持、他們的薪資來自我們的稅賦、他們的權利來自我們的賦予、他們的唯一使命就是，為民服務，村里長絕對是你最好的窗口。一來讓他知道你的需求、取得他的協助，也許他的身邊正有一些資源可以額外提供；再者，如果暫時不符條件，有心的村里長會擺在心裡，待資格符合的一刻他會當下記起。如果，很意外的你發現事情好像不是這麼照劇本演的，那麼，四年後你該學會改編劇本吧。那麼當下就辛苦跑一趟鄉公所或區公所的社福吧，那裡會有你所有的需要釋疑或協助。去吧，現在就去！

居家喘息服務的範圍極廣，可說是包羅萬象，看完了連你都會驚訝，希望能不掛一漏萬的清楚條列。居家服務分為二大項目：「家務及日常生活照顧服務」、「身體照顧服務」。「家務及日常生活照顧服務」的內容有：一、換洗衣物之洗濯與修補。二、居家環境的改善。三、家務與文書服務。四、餐飲服務。五、陪同或代購生活必需品。六、陪同就醫或連絡醫療機關（構）。七、其他相關之居家服務。「身體照顧服務」的內容有：一、協助沐浴、穿換衣服、口腔清潔。二、協助進食、服藥。三、協助翻身、拍背、肢體關節活動、上下床、陪同散步、運動。四、協助使用日常生活輔助器具。五、其他相關服務。希望這樣的條列夠清楚，即使不能讓您滿意希望至少能讓您放心。回想照服員受訓之初，同學們異樣的眼光竊竊私語，頻頻詢問我們是否為經營機構而來。羞愧不已的殘酷現實是，我的失策負債累及內人得尋求償還之道，而且必須能工作自主顧及年邁母親的陪伴並隱瞞負債之事實。是的，我必須承認，從來不曾想過我們會踏入這塊領域；更必需坦白承認，這絕對不是輕鬆的工作，這個工作考驗的不單是身體的負荷，我覺得最重要的是：心理素質的承受。據統計，八十%以上的本國籍學員受完訓後從此跟照服員絕緣，未曾跨入探索過這個領域。確實，雖然我跟內人都稱職的扮演過程中老師要我們扮演的協助角色，全班百分百及格取得證照。但遺憾的是，我們班全新投入照服工作的本國籍同學還是低於二十%。衷心希望執政當局願意多設身處地為本國籍的照服員投入關懷，也呼籲社會大眾親如家人的善待更多優秀的照服員。居家喘息照服一個小時的工資不過一百七十元，做的多半都是一般人不願接觸的工作。符合社會資源補助的個案，社會局會清楚讓您知道您的個案每個月能獲得幾十小時的補助，再依實際需求安排每天或每週的運用次數及時數。如果您覺得補助的時數不夠，再次提醒您：立即自費為自己獲得更實際的喘息需要。喧騰一時卻草草上路的長照2.0，臨上路之際竟才發現所謂的長照2.0居家喘息的時數補助，每個月最多竟然只比原來的多出三個小時，平均每週多出不到一個小時。這是分秒必爭、滴滴珍貴嗎？窘態畢露的政策突然喊延，唉！這輛千瘡百孔到處漏油、缺少螺絲機件、故障頻傳的長照2.0破車被迫出廠，不得不上路醜態百出。邊跑邊縫縫補補，不知道一年後它會成為四不像的怪物還是一輛風馳電掣的超跑，拭目以待吧！

不管您的個案符不符合社會資源的補助，或社會資源的補助夠不夠，別忘了，只要能讓自己「比較放心」或感覺「有需要」，就讓您的家人進入居家照服的行列，讓居家照服來協助幫忙，讓自己稍微喘喘息吧！這是你和你的家人所應得的最基本尊重與照護，祝福您們！

尋求各種資源，到宅沐浴、復康巴士服務

大學畢業後一心只想協助父親改善家庭經濟，評估自己性格恐耐不住一成不變的教職生涯，又不允許自己熱情減退忝為人師，幾乎不加思索的一頭栽進金融壽險的浩瀚大海，展開長達二十餘年競爭激烈的挑戰，只因當年它提供的薪資最為誘人。儘管，台灣的投保率遙遙落後於歐美的成熟市場，更遑論想撼動日本百分之幾百投保率市場的一根汗毛。但不可小覷台灣商業保險每年都以穩定，亮眼的績效快速地攻城掠地。尤其是防癌和醫療保險更是兵家必爭之地，壽險市場短兵相接的肉搏戰實非外人所能想像。幸虧，保險，是一個永遠不會飽和的市場。當然，商業保險不是聖誕老人，壽險業者也不會扮演慈善大亨，羊毛終究出自羊身上。每件商品的問世，早已經過千錘百煉的精算再精算。曾見過同業推出一張錯誤百出的烏龍保單，推出後盛況空前的買氣連業者都震驚、錯愕不已。業者兀自摸不著頭緒的當下，豈料業界早已風起雲湧鼓勵保戶搶購該張保單，甚至很多同業都發動親友購買。不出二個月，業者發現該張烏龍保單精算錯得離譜，短期解約金竟遠遠超過所繳保費，乃當機立斷停賣止血。縱然如此，事後的殘局收拾、協調，只怕得耗費更長的物力、人力、財力，而這都還不包括烏龍保單空前熱賣潛藏的鉅額損失呢！業務員的佣金，該怎麼追回？會不會賣得愈多懲處愈重？真是夠勁爆又讓人難忘的烏龍啊。

醫療負擔日漸沉重之餘，民眾漸漸懂得以商業保險為任何將來可能的意外未雨綢繆，市面上琳瑯滿目的商品更讓人目不暇給。多年前也曾出現專門以醫療理賠訴求打遍天下無敵手的壽險公司，掀起不肖醫師與保戶、業務員聯手詐取理賠的歪風，造成業界極大的困擾和一股龐大的解約風潮。不擇手段的邪魔歪風虛矯了幾年的錦衣夜行，席捲了鉅大金額後宣佈破產。執政當局秉持對財團永遠的以德報怨，數百億的坑洞毫不手軟的又一次全民買單，這個家族最後的下場著實讓人不勝唏噓。多年以來，院診醫師與被保人間早已自成默契，診斷書的開立向來奉被保人的口諭猶如聖旨。其實自始以來，法院在審理保險的理賠糾紛時，都會以最大的善意站在被保險人的立場設身處地立論。個人非常同意這樣的善意推論，否則我們這些毫無立錐之地的小蝦米拿什麼來對抗那些金融保險的金控怪物啊。政府都只能被打不還手、罵不還口了，咱們小老百姓可千萬別頭髮試火呀！個人也很樂見院診醫師對被保險人提供的善意配合，讓需求的患者可以獲得應得的彌補來減輕醫療負擔。但是對於少數被保險人的行徑，無需住院硬賴醫院，無需開刀硬要醫師隨便劃個小刀，甚至拿掉子宮、拿掉部分器官企圖符合殘障等級的申請作為……個人不敢苟同，更期期以為此風誓不可長。

商業保險是一種自我救濟，也是尋求任何支援前的第一選項。前提是你可能得稍微節衣縮食、減少一點點食衣住行的物慾，強迫儲蓄的結果理所當然讓我們的未來能比別人多出一些選項。我常語重心長的提醒周遭的朋友：投保要趁早。不同的經濟有不同的保法，投保也可以分階段的，確實針對眼前的需求尋找對應的保單。不人情投保、不跟隨盲從、不超越負擔、要及早開始、要多做比較、要堅持到底。原來投保也有三不三要，再多一要好了：要記住啊！也許，它會成為任何可能意外的避風港（夠強的話就是防護罩、更強的話就是堡壘了）

也許，它的保單質借或解約剛好能幫你度過燃眉之急。

也許，它會提供我們在不經意和親人告別時家屬的最大經濟支柱。

也許，它會變成你我老年安養時最盡職的啞巴孝子。

試試看吧，量力而為！

「復康巴士」在長照體系裡扮演非常繁忙，重要且不可或缺的一環。各縣市對復康巴士的規範其實都大同小異，在復康巴士需求日增之下，大部分縣市不免呈現捉襟見肘，供不應求的窘境。每個相關的長照市場都是一塊驚人的大餅，執政當局真的不妨從長計議認真思考。創造就業只是最基本的附加價值，讓每個個案能用最經濟的付出來獲得最優質的照護，再把盈餘投入這個市場才能製造永續良善的循環。不用再透過一成不變的加稅、加稅來增加財源，市井小民期待的不是每四年選出只會不斷加稅的不同政黨。如果執政只需不斷地加稅來解決財源，那，要你們何用？？？幹嘛得大費周章再選舉？？？

財團法人伊甸社會福利基金會的「伊甸無障礙交通服務」遍佈全台且密集流暢，復康巴士的相關資訊只要上網都能輕易完整取得。復康巴士的服務方式台北市分級細瑣，從特A、A1、A2到B級和非台北市民，以「設籍」及「障別」等級區分，不同等級各有不同的預約流程規定，上網一查比對適用等級自然一目瞭然。復康巴士的一般費率通常比照計程車費率的三分之一計算，為鼓勵共乘會提供額外的優惠里程計算。對使用者而言，不僅提供上下方便又寬敞的無障礙空間，交通支出的節約長久下來也不無小補。復康巴士台北市的頭班車在每日上午六點發出，晚上十一點抵達乘客預定地點為當日末班車，營運時間不可謂不長。簡單六步驟即可完成訂車的預約：一、乘客編號或姓名。二、預算乘車日期、出發時間。三、預定乘車用途。四、預定出發之地點、抵達之地點、抵達之時間。五、是否有陪同人員（陪同人數以一人為限，部分縣市開放陪乘人數若有增加會另行計費）。六、完成訂車。完成很簡單的訂車流程後，記得依約在一定的時間內等候，無故爽約都會留下記錄做日後接送參考。同樣的，每一位復康巴士的服務司機也都要接受乘客考核，若有態度不佳或延誤接送之情事都將被扣點處分。顯然，復康巴士的安全、便捷、貼心與費用補助都遠非其他交通工具所能比擬、抗衡。

「到宅沐浴」的引進在台灣算是發展比較慢的，其中可能牽涉到市場，尤其接受度的問題等等。到宅沐浴是一個溫暖、尊嚴的先進概念，長期臥病的患者即便有外勞，有居家喘息的照顧服務，但在沐浴這個區塊單一的外勞或照服員所能提供確實顯得單薄而力有未逮。台灣第一台「失能老人到宅沐浴車」是由天主教中華聖母基金會率先引進，近年雖然陸續有人跟進，但顯然距離普及還有一段不算短的路途亟待克服。到宅沐浴車是以專用車輛，攜帶行動組合式浴槽，搭配專業護理師、照顧服務員和操作員三人一組的專業團隊服務。只需要一坪半的空間，即可協助失能者進行全身式沐浴，並對中低、低收入戶和社福邊緣戶、清貧戶提供免費服務。即使一般戶自費單次幾百元的收費，以其提供的專業人力，動用的設備資源和所費時間，其實早已無異於慈善行善的公益。提出到宅沐浴的申請後，他們會事先到宅進行服務使用評估，再依評估結果決定是否能夠提供服務。進行到宅沐浴的當日必須有家屬在場陪同，而且在每次開始服務前，隨隊護理師會為服務使用者進行生理徵象的測量與傷口評估，若經評估當次不適宜使用則暫停服務，將再約定下次服務時間。對長期臥病在床的患者而言，我認為到宅沐浴為患者提供的不僅是一種身體的梳洗，更同時為患者注入一劑非常重要的心靈營養劑，讓患者感覺自己存在的備受呵護。到宅沐浴絕對稱得上是身體＋心靈的一劑良藥。

「預防走失，愛的手鍊」是因應失智人口急遽增加的社會所提供的預防及補救措施。尤其目前普遍的雙薪家庭，家裡實在騰不出額外人力來看護長輩，稍一疏失短則數日的寢食難安，長則數月的翻天覆地人仰馬翻，甚至釀成不幸的終身遺憾自責。「預防走失，愛的手鍊」能在走失時以最快的速度查知身分，安全返家，適時減輕家屬的心理負擔。愛的手鍊手環上有兩組號碼，一組是該手環的ＩＤ號碼，代表在資料庫建立的資料代碼；另一組是走失服務中心的免付費電話，只需撥打電話並告訴他們手環ＩＤ號碼，即可查詢到他的地址以及連絡人資料，順利幫助他們安全回家。中低收入及低收入戶通常都能獲得全額補助，即使自費申請的一般戶也僅負擔菲薄的工本費，就能獲得龐大且有效的協尋資源，你還在等待什麼呢？提醒您，如果發現街頭有踽踽獨行的老人家，請您留意他是否掛有愛的手鍊，也許他正徬徨無助的等著你——幫他回家。

除了這些，還有「送餐到家」的服務，幫助您在無法陪侍準備的情況下，提供每人一天一餐的補助或服務。「居家復健」的補助次數雖然有限，但都能實際對使用者提供幫助，也或多或少減輕家屬的負擔。還有很多相關醫療器材購買的補助，如醫療床、醫療專用氣墊床、輪椅、各式行走輔助器及各項必須之醫療器材，社服單位會依實際所需提供全額或部分補助不等的協助。社會資源是為了需要者而提供、設立，只要符合條件，能爭取和獲得更多方式多樣的資源提供，將更有益於使用者的身心康復，並有效協助家屬經濟及人力之不足。找村里長，走一趟區公所找社工吧，我所認識的社工幾乎個個都是超時工作，熱心助人不遺餘力的付出者，別忘了隨時對她們展現我們的敬意與謝意，多給她們打打氣，辛苦了，社工夥伴們。

一對一居家照服你我他

昨天在電視媒體看到一則新聞，剛好印證我所擔憂的照服員就像權益遊民一般毫無保障。一位照服員下班後前往探訪他照顧過的老伯伯，在探訪結束的返家途中發生車禍，至少需得半年以上無法工作，申請因公受傷的職業災害無法通過。在剛硬的法條裡儘管我們心知肚明有諸多不符社會民情期待的枷鎖，長久以來一直也只能徒呼負負的任其肆虐毫無轉圜或補救。我曾在金融保險業服務孿長的一段時間，總不忘對下屬耳提面命：在行銷業務前先確保自身的勞健保權益。那就是先行填妥當天的工作日誌，因為，事發後這本工作日誌就是個人是否「因公」的唯一依據。千萬別存有還有躺在病床上補填的僥倖心態，誰知道那時候你躺著的會不會是病床呢！我雖不清楚其他業務工作者的規範，不過應該大同小異才是。從事業務行銷的公司都明白工作的風險，在員工的福團福利上都會特別加強。公司員工因公受傷時也能受到公司特別的照顧，不至擔心斷炊，被迫離職的問題。但除了業務之外，還有其他許多工作者，尤其是弱勢工作者在勞健保等認定上真的處境艱難、亟待伸出援手。照服員這個例子按照條款確實不符職災認定，但是他的一念之善卻讓他的家庭陷入困境。而且我說一句更直白的話，即便能獲得因公受傷的職災認定，他也無法從公司獲得任何薪資上的協助。因為我們通常只能在工會投保「醫院或居家一對一二十四小時看護者」，如果有投保單位那才真叫有鬼呢。所以，充其量這位照服員頂多只能從勞健保處獲得基本勉強餬口的資源，而今只能自求多福，以後也還是只能自求多福了。就像週休二日、週休二例、一例一休……這些能人為了解套不斷的創造一些讓全國勞工朋友都不懂的名詞混淆視聽藉以遂行其目的。結果烽煙四處有心人到處點火、見縫插針，執政當局處處顯得灰頭土臉，怎麼不灰頭土臉呢？政策的提出都那麼粗糙，那麼不謹慎周全，才一提出馬上被打臉。被打臉又死不認錯一掰再掰搞到最後自己無法下台不打緊，別又改出一隻無法收拾的怪物出來才是。相不相信現在在首善之都的天龍國街道，針對二十、六十歲的社會大眾隨機抽問「什麼叫一例一休」？看看有沒有三成以上能確實答中。多數的百姓並非貪得無厭，更不是不勞而獲者。少數居心叵測，各懷鬼胎的陰謀者每每捕風捉影、造謠煽惑多數血氣方剛不明就裡的群眾。假民主之名無所不用其極的衝撞、撕裂任何可以滋事的議題。是誰提供他們這麼多可以遂行權謀的縫隙？該問問自己了，偉大的執政當局！

在醫院從事一對一二十四小時照服從來就不曾是一件輕鬆且人人都能勝任的工作，所以有些同事只選擇做一對一二十四小時的居家照服，當然也有在醫院工作的同事積極尋找居家照服的機會。但是，還有更多像我們一樣堅守醫院盡量不接觸居家的照服員。曾經有一段時間，公司一直鼓勵我們夫婦轉到居家工作並不斷試圖幫我們安排都被我們婉拒了。其實不是拒絕做居家照服，大前提是如果「人」對了，我們會很樂意提供我們的協助的。很多人選擇二十四小時的居家照服不是沒有原因的，居家照服不需要面臨醫院幾乎每二個小時就必須被打擾的困擾，身體作息當然正常多了；也不會再有病房的吵雜與亂象，更不用偶爾承受來自醫師或護理師的臉色；相對個案所需的醫療行為也單純許多，個案家屬還得提供居家照服三餐飲食……確實，居家照護的環境或條件大體說來真的比醫院來得好多了。我們很清楚醫院二十四小時照服的辛苦，但是醫院有醫院的優勢，二十四小時全年無休的醫療支援，遇上討厭或不好照顧的病患也只是短暫住院期間，所以自己的休假自己調整，還可以多認識一些你想認識的人……。

每次接居家照護不外乎幾個情況，不是原來的照服員想請假休息或突發事故需請假處理外，就是個案向公司申請居家照護公司找不到適當人選拜託我們接個幾天再交班，所以時間都還在一週至十天以內。雖然居家經驗沒那麼豐富，不過遇上的情況應該大同小異吧，居家的許多分寸拿捏其實都還賴於彼此間心中的一把尺，客氣、明理、有內涵的個案及家屬比比皆是；小氣、大氣、無理、土豪心態的個案及家屬也大有人在，希望大家都能從中學習彼此成長。居家看護最容易跨出逾越職責的一步通常是個案家屬有意無意間要你幫忙很簡單的一件事開始，當你習慣幫忙的時候就怕潛移默化中家屬認定這也是你該做的工作。所以，慢慢地，逐步地全家的環境打掃、拖地、洗衣、煮飯、燒菜、倒垃圾……一下子本末倒置都變成居家看護的工作了。其實，我們很樂意，也會主動幫忙家務，但是這些都必須以個案的照顧為前提，為最要，行有餘力時請讓居家照服員主動的協助你可以幫忙的工作。尤其當你照顧的是老伯伯時無形中問題會更多，干擾可能也更多。許多老太太早就節儉慣了，一得知居家照護每天二、三千塊心裡早已不是滋味，便開始有意無意的要你做這做那。煮給你吃的永遠是昨、前天的剩菜，因為新鮮的菜就二樣份量又少的可憐，她又一直夾給老伴和自己吃，你怎麼還好意思去夾那一點點新鮮的蔬菜。偶爾用個洗衣機會突然跑過來嚷嚷著時間幹嘛調那麼久？我雙手一攤直到她仔細端詳、確定她的設定時間我連碰都沒碰時才沒事般的離開。口舌上的細嚼搬弄那更不在話下了，幸虧老伯伯和他的子女都非常明理客氣也清楚老媽媽的個性所為，這短暫時期常得裝聾作啞或言不及義的顧左右而言他。雖然老伯伯和子女們百般央請繼續留下照護，我也很直白的告訴他們這樣的情況我確實沒有辦法提供伯伯最好的照護，稍有不慎我會百般內疚，真的謝謝你們。其實這樣的例子比例轡多，關鍵的影響者卻也是一輩子陪伴在個案身邊的人，可惜她不清楚自己對看護的干擾已直接影響甚至危及到對老伴的看護，這才是讓我最難為、心痛的地方。居家看護最重要的工作就是維繫照護個案的安全和健康，並協助整理個案活動空間的安全、清潔和舒適，其他的要求其實都可以斷然拒絕。所以我才說居家看護的許多分寸拿捏其實都在彼此心中的那把尺，確實清楚彼此的目的及職責，自然就能配合融洽讓個案獲得最安全妥善的照顧了。

我也幫忙頂過一位居家大姊休假的居家照護，公司很希望我能固定每月和原來的居家輪替，因為這位同事已經在這工作了近三年，雖然不了解內幕為何我還是堅持只代這次班。個案七十左右獨居，經營漁產公司有成，現公司已由第二代接手經營。個案的身體狀況都還不錯中風復健後可以拄杖行走，言談間彷彿就是電視或電影銀幕裡沒什內涵的好野人的翻版。一付家裡窮的只剩下錢的嘴臉，特別喜歡別人給他戴高帽愈高愈樂，開口閉口都是過去的豐功偉績，無一遺漏的敘述他為鄉里百姓做了多少慈善事業，大家對他如何又如何的尊崇無比，口沫橫飛的讓人不禁想起周星馳的電影對白，在下對您的景仰如黃河泛濫、江水濤濤……儘管有再多滔滔不絕的輝煌過往，仍無法遮掩個案孤獨落寞的現實。照護期間幾乎沒有訪客，只有一次驅車載他到友人家喝茶。每天上午一定會有兒子前來請安短暫陪同，也不管我會不會泡茶就是要我一定泡茶侍候。個案的茶都不便宜基本上都是不錯的茶，不過從他的喝茶方式和態度，顯然個案是不懂品茶的門外漢，所以很符合他的原則↓貴就是好，便宜一定沒好貨。每天他也一定要我開著他的雙B轎車載他到漁產公司去，對著會計擺擺老闆的譜，聽著會計有一搭沒一搭的回答。然後載著他到漁市買最新鮮、最昂貴的魚回家料理，或到水果攤買他喜歡吃的水果。他常闊氣的告訴我，買東西不准跟別人討價還價那會有失身分，而且要我想吃什麼就自己買不用客氣，也不用幫他省這個錢。他會告訴你，他對人從來都是這麼慷慨，逢人就炫耀似的告訴人家：這是我請的看護。任何購買不需要發票、不用留收據，只需在看護大姊的簿本裡簡單記錄日期、物品和價錢。個案的兒子從來不過問花錢的事，恐怕依個案的脾氣只要他還在世就輪不到也容不得他兒子問吧，缺了錢就要看護直接到公司找會計拿。顯然只要嘴巴甜一點、高帽子多給他戴幾頂，這位看護大姊自然如魚得水，無怪乎休假時換過幾位看護頗得個案讚賞卻仍然無法留下來與之輪替。因為她只想休假時有人代班，根本不希望有人識破這說不得的祕密，更不可能讓人來分一杯羹。對於這樣的個案碰上這樣的看護，只能說天作之合、各取所需吧。個案的清潔習慣不佳，每個房間都要擺一個尿壺方便他的使用，由於家裡只有他和看護兩人所以他理所當然的把看護當下人使喚，身上除了銅臭構築起來的自尊之外，真的沒有能讓人敬佩的地方。隔壁一間諾大的房間供看護置物，實在令人不忍卒睹，活像一間隨便丟棄廢物的倉庫，哪還有什麼空間可以讓自己擺放一丁點東西呢！個案好像也早已見怪不怪了，反正只要多說好話、唯唯諾諾，似乎很難分辨房子裡的真正主人是誰。看護期間個案不斷誇我很有耐心、很細心、很聰明、很會照顧，說要告訴看護大姊以後每個人輪流照顧半個月，我也不想跟個案多說什麼只等時間一到走人。沒想本來說好半個月的代班，第十天看護大姊連提前告知都沒有就直接回來交班，對我而言這是非常不禮貌且粗暴的動作更別說有一點謝意了。粗糙的行徑讓人更一眼識破大姊的意圖與日久生變的擔憂。個案見我收拾行李離開還頻問我不會不來了吧？離開前我只是淡淡的告訴大姊：我不會淌妳這池渾水的，不過您自己要自求多福啊。事後公司才告訴我這位看護大姊已經好久都沒繳仲介費用了，我只能反問公司，既然這樣，為什麼每次她要休假公司還要幫她找人代班？細想之餘我才了解，原來公司希望透過代班時有人能把這個居家奪回來吧……。

個案會雇請一對一二十四小時居家看護的家庭通常都具備不錯的經濟條件，也對外籍看護多少疑慮希望能確保個案的看護品質。多數居家個案的家屬都很配合且尊重照服員的建議，甚至有案主本身和家屬因為感受到照顧的細膩，懇請我無論如何一定要繼續留下來幫他們忙，自動提高每日的看護費用，而且要我週六、週日照常休息不扣薪他們子女會過來陪伴，這是我從事不多的居家照護中最教我感動的個案。他們不僅深具內涵充滿氣度，更難得的是那種豁達與睿智，清楚瞭解一個健康愉悅的照服員才能展現最強的專業服務，你可以完全感受他們的殷切期盼和對你的信任。我更婉轉的讓他們了解我很少做二十四小時居家的最大原因是，我需要在媽媽需要我時能隨時無後顧之憂的陪在她身邊，接了二十四小時居家真的難免會有有愧職守甚至出現兩難的局面，請原諒我的自私。最後我幫個案挑選了一位我很信賴的看護夥伴來進行照護，她也一直克盡職責表現優異。而我，和個案的家人也一直維持緊密的探視與連繫……這不正是我們希望，是我們所要的嗎？

盤點，你該知道的護理站

對於住院，尤其是陪病者而言，護理站有諸多的設施是你必須熟悉且清楚的。一來方便你照護的流程、減輕護理人員的負擔，再者維護病房和護理站的清潔更是重大課題。每家醫院的護理站都一定會有這些設施，頂多就是名稱不同罷了。入院的同時，護理師通常會做簡略的介紹，我想有必要一一向大家做個報告。

「被服儲藏室」顧名思義裡頭儲備著所有住院患者日常所需的衣服、褲子、手術服、棉被、床單、枕頭套、中單……還有照護上所需的輪椅、活動式便盆、約束手拍、移動點滴架、翻身靠枕、洗頭槽、水桶……但，不是每家醫院都會相同的提供這些設備。我所在的這家醫院算是提供最完整的一家了，許多醫院不提供洗頭槽、水桶，也不提供翻身需要的靠枕……必須照護者想辦法自己去變魔術弄出來，要不就是家屬得自掏腰包去購買。當然這些東西如果醫院能準備提供真的可以讓住院減輕許多負擔，因為看過太多住院期間購買的東西出院後患者已經用不到家屬根本不想帶走，我都建議他們留給護理站讓有需要的病患使用。而且家屬購買的東西一多自然佔據病房的空間，屆時又引來護理師的不悅真教人不知從何說起。被服儲藏室通常不會讓我們自由進出，讓大家自由進出的結果就是許多人會搶貨囤積。尤其像中單等需求量大數量又少的物品大家習慣會多拿幾條備用，所以大致都需要跟護理師報告再由護理師刷卡進去拿給你。這家醫院也會把病人服、床單、枕頭套、被單、偶爾會有中單放在護理站的矮櫃裡方便大家自取，也確實減少許多對護理師的打擾。每一個護理站提供的物品都一樣，至於提供的態度就要看每個護理站的阿長怎麼教育要求，可能還有護理師當下的心情囉，大部分都是笑臉迎人樂於協助我們的護理師啦。

「污物間」一看就知道是丟髒東西的地方，也是大家最不想多停留一秒的地方。當你需要用到被服儲藏室的物品前，通常就會需要到污物間丟棄你幫患者更新的東西，舉凡病人服、被單、床單、中單、枕頭套，一律都是往污物間丟棄。有些醫院把污物間做更細膩的區隔，就是把衣物被服和病人排洩的穢物隔成二間處理，而且空間寬敞一點也沒有不舒服的味道和任何人都想趕快逃離的感覺。可惜我們身處的這家醫院每個設備間的空間都蠻狹窄，而且換洗的衣物床單和患者大小便的尿褲尿片全丟到狹窄污物間的不同桶子裡。試想那麼狹窄的空間要處理一個護理站所有住院患者的丟棄穢物，那該是多麼複雜的一個味道？該是怎麼樣的一個場景？答案是即便清潔人員一天多次的整理，不同的污物、穢物還是經常多到滿出桶子堆積如山甚至還溢到地上。如果是您，您會多所停留或東西一扔頭也不回的離去？

「配膳室」有些醫院叫茶水間，各家配備不同。部分醫院只簡單配備飲水機，可能製冰機還不見得每個護理站都有。我說過這家醫院提供的設備真的不少，就是空間真的不寬敞。所以這家醫院的配膳室裡有飲水機、洗滌槽、底下有廚餘櫃、以前的一台大同電鍋早被輪番壓榨，不堪使用最近換了台大多了的電熱箱方便大家保溫食物。製冰機二十四小時運作，大概二，三個護理站會有一、二套投幣式洗衣機和烘乾機配置在一間配膳室裡。即便沒有全套的洗衣烘乾設備，通常也會配置投幣式的烘乾機。不寬敞的配膳室裡塞滿了這些東西，最重要的是它是用來處理、置放護理站所有護理師、病患、家屬、看護一天二十四時所生產的食物垃圾。狹窄的空間容不下多少廚餘餐盒就早早堆積如山，尤其許多陪病人員缺乏自律往往把廚餘直接往洗滌槽裡倒，或在洗滌的過程中留下太多殘渣又置之不理，造成配膳室也是我極度不想接近的地方，更是清潔人員最常見邊清理邊嘮叨的地方。怎麼會不嘮叨呢，那多不好清理啊？護理站也常貼出告示提醒所有的使用者，效果總不如人意。我想除了國人的自律和外傭、陸配的教育水平之外，最大的原因還得回歸到醫院空間的使用太多精省計算了吧。許多醫院把茶水間、洗衣晾衣間清楚區隔，空間足夠亂像不生，無形中也給人不同的評價。這裡沒有提供多少洗衣晾乾的空間，所以多樣併間的使用結果自然不能奢望一如預期，就像上列的污物間，不是同樣的道理嗎？常看見許多醫院標榜自己是評鑑績優醫院，只不知這些評鑑怎麼就不會納入這些息息相關的設施，如果真有納入，可能佔的比重也太微不足道了些。

「日光室」又稱交誼廳，通常提供沙發、座椅、電視機讓患者或陪病、探病的人有一較寬敞的空間休息或交談。這裡的日光室不大、也不像部分醫院的日光室有不錯的療癒景觀可看算是比較遺憾的地方。尤其以前的長條沙發近來屢屢換成硬式的塑膠座椅，也許醫院有不同的考量，不過以前可以造福一些陪病家屬讓他們得以留夜小憩的沙發，現在換成只能乾坐硬梆梆的塑膠座椅過夜了，過正的矯枉有時反而累及無辜。這家醫院的每個日光室都配置一間無障礙廁所倒是相當貼心的設計，而且電視音量都控制最大音量也不至於造成干擾。相較於自費的單套、雙人房外的健保房患者而言，在孤寂漫長的醫療過程中日光室也扮演著療癒的部分功能呢。

「護理站」當然就是每一個護理站的中心和重心，也是護理師集結報到、交接、休息的地方。通常會設置身高、體重計方便所有可以行動的患者測量每日的體重變化。也會提供各種大小不一的棉棒、量杯、吸管……也許您也可以在護理站借到吹風機或其他突發需要的物品。當然還是得強調每家醫院所提供的物品不盡相同，如果它像這家醫院提供的那麼詳盡對我們而言不僅方便許多、更要充滿感激珍惜使用。同樣的，如果它所提供的只是簡略無比，我們也無法多所置喙，畢竟這沒有一套標準的SOP，善用醫療資源避免浪費才是我們該謹記且慎思的地方。健保黑洞繼續無止盡的擴大只會讓我們的生活和醫療品質帶來更多的壓力，至於有效的杜絕醫療黃牛和黑心的醫療機構，平凡的你我只能力有未逮徒呼負負了。

最近看到一則一閃即逝的跑馬燈訊息：「誠實商店重新開張，選擇不向人性低頭」。看到這一閃即逝冷淡處理的畫面時，不禁握拳低吼為你加油：好樣的，真帶種！我不認識你，但我深深敬佩你！你不僅早已戰勝人性，更已遠遠超越人性。相較於少數出身優渥的所謂政二、富二代，即便像爛透了的蘋果般只需稍微擦脂抹粉重新包裝就能輕易登上舞台興風作浪。可惜他們沒能用心感受父執輩在胼手胝足時與社會互動所磨擦產生的溫度，殊不知每一度都能讓人觸動不同的溫暖與感動。浪費了他們本來可以發光發熱，回饋社會的滿手資源。不僅讓父執輩的半生清譽一夕全毀，甚至對社會帶來更難以彌補的傷害與對立。勿以善小而不為，勿以惡小而為之。

天平的兩端本來就不曾公平，但，結果，會是公平的。

請叫我護理師，視病如親的南丁格爾

曾經，我遇見一位當時值大夜班的護理師，之所以對她印象特別深刻是因為她克盡職責、謹守本份及專業外，更能同理心的對待照服員，這在醫院誠屬少見又難得。在醫院裡我們被諄諄告誡：不管護理師對或不對，不管護理師有理或無理，只需一味的唯唯諾諾稱是、稱謝，不違背、不回嘴。因為一位得罪護理師的看護，很難不被叮的滿頭苞，甚至從此踏不進那個護理站。當然，這是比例極微的少數，我不敢說是醫院的毒瘤，但肯定是醫界的刺蝟。在有幸獲得這位護理師值大夜協助的二個禮拜中，非常敏感的我居然沒有感覺她進房後的醫療行為及動作，直到她輕聲喚醒我協助她幫躁動的病患抽痰才警醒。她進房後極其輕柔的腳步與動作，深怕去干擾到其他的病患與照護者，能自己完成的動作決不輕易喚醒看護協助，這是讓我感動又欽佩的偉大護理師。相較於部分護理師一進門就啪、啪、啪、啪全部燈火通明的先刺激所有人的眼睛；再迅速的拉開床簾活動活動所有人的耳朵；一部醫療推車非得弄得嘎嘎作響喚醒你還沒有清醒的感官；接著可能聽到她叫醒哪一床的看護說你的病患尿溼了要你起來換尿褲之類的話，還碰過離譜到要我起來倒尿袋的大夜，我想連護理師聽到都會瞠目結舌不敢置信吧。通常這樣的護士一進門我就醒過來了，等她完成病房醫療後可能還得起來幫她熄燈或拉上床簾，誰曉得她是故意還是粗心大意？總之，碰上這樣的護士你只能自求多福，趁著白天空檔瞇一下眼，否則如何維持好體力照顧你的患者。

倒尿袋其實小事一件，很多看護基本上為討好護理師都會主動協助，我很樂意提供所能協助的，因為護理師的工作確實不輕鬆。但我不喜歡這麼諂媚示好的舉動，尤其遇上少數護理師專門吃定看護的心態令人作噁。對待家屬和看護真的是截然不同的待遇，你也只能心裡竊笑她的不智。偶爾我總會想著，如果遇上沒有家屬也沒有看護的患者，這樣的南丁格爾會不會更做的滿身氣呢。每個護理站長廊掛著斗大的「請叫我護理師」五個字，雖然是用來提醒來來往往的病患、照顧者、探病者別再叫護士了。其實在我看來最需要提醒謹記的應該就是護理師本身了，妳的言行舉止決定了別人對妳的稱謂！妳的態度早已決定了妳的高度不是嗎？任何時刻，任何行業都不能自外。

在醫院裡除非不熟的護士我會稱她們護理師，熟悉的護士我會親切的直呼其名，因為我知道護理師三個字對她們而言並不那麼在意。她們在意的是：八小時的班其實前後交接往往超過十小時，每人負責的病床數居高不下。尤其近來腫瘤科的患者激增別說自己的樓層全滿，其他樓層也早已雨露均霑的塞滿空床。對講究專業分工的醫療來說，這些護理師面臨更多的壓力。當你又進來一床酗酒的、吸毒的、嚴重躁鬱的患者時，你根本無法想像這些護理師得面臨什麼樣的困境和千奇百怪的壓力。我總願盡其所能的協助護理師，不是怕得罪她們，而是照服員的工作與任務就是和護理師完全站在同一陣線的，協助病患如期康復出院就是我們的唯一目標。其他總總令人不耐的行徑充其量就是妳個人的修行，如果醫護人員真的能視病如親，我想連老天爺都會忍不住幫我們一把。尤其常會在電視畫面裡見到在雨中、在烈日下跪在馬路上不顧自身安危搶救傷患的護理師，她們的熱血足以沸騰所有在電視機畫面前的你我和更多的醫護人員。三班輪做，沒有固定週休，用餐還得分批難以定時，每天面對的工作環境都是一般社會大眾避之唯恐不及的。除了冗長的工作時間，繁複且可能緊急的工作張力下，並不見得能獲得患者和家屬的掌聲，甚至往往動輒得咎平添責備與辱罵。我當然譴責急診室暴力，更譴責急診資源的被濫用，我們可以體諒急診家屬的焦慮與惶恐，但請相信急診醫師的專業與熱忱。急診室的繁忙與迫切實在不是簡單的筆墨所能形容，所有的家屬都是同樣的心情，稍有不慎自然容易擦槍走火。台灣人近來被生活所逼，再加上一批批政客、名嘴、媒體的操弄，你不覺得近來台灣百姓不分老少都很容易上火，很容易失控嗎？什麼時候我們能重新拾回台灣人樸實體諒的本質？彼此多一點包容，多一點同理心，別濫用急診甚至醫療資源，一起站出來譴責暴力，也許還能重新找回台灣最美的風景，人。也請政府高層的許多能人異士別再因急診室暴力，動不動就只想到提高急診費用來因應。告訴你吧，提高急診費用只會換來更多的急診暴力，別不信邪！就像用提高菸捐來籌措長照財源一樣，愈不敢及早面對將愈顯得執政單位的無能與殘破，讓長照的沉重壓力愈是一發不可收拾。

我喜歡在每次和護理師短暫的接觸中和她們交談，可能是關心，可能是提供患者資訊，可能表達感激，也常透過機會讓她們知道看護的辛苦。譬如，昨天晚上換了七次尿褲和床單，昨晚又帶著他在長廊走了一晚，連續三天夜裡無法稍得休息了……通常透過這些交流會讓自己和護理師很自然的站在同一陣線，建立起像朋友般的關係。所以在每個護理站都會有朋友般的護理師幫忙你，有時太久沒到那個護理站她們還會很親切的關心你：好久沒到我們這裡了。因為這樣她們也漸漸地打開心房與你分享工作上的辛酸，知道上個月誰跟誰離職了，幾月份換誰會離開，她自己則得等到明年幾月才能走人……哇！這麼頻繁的流動率，在日以繼夜川流不息的醫療護理背後竟是這般波濤洶湧！醫院主管應該早已見怪不怪，政府高層袞袞諸公是否也都瞭然於胸？回想投入照護工作之初，護理師總在經過幾天之後突然告訴我：啊！你是看護大哥？我一直以為你是阿伯的兒子！醫師也一臉狐疑的不敢置信。也許是他們心目中以為的看護不應該具備這樣的質感、內涵，也許是沒有見過這麼細膩貼心的看護，無論如何至今都讓我引以自豪，也期許自己在從事看護的每一天都抱持著同樣的信念與態度工作。我衷心建議極少數介入看護市場賺取仲介費用的護理師能立即終止這樣的行為，因為這會讓妳的態度，妳的專業產生判斷偏差，更會讓妳的看護旁若無人般的失去她照護的本質。有時候，我還蠻喜歡有惡名的護理師盯上我，至少盯我的同時可以稍稍緩解她的情緒，也同時避免她再尋找其他情緒的出口。不過，似乎也改變不了她們太多，特別是很多看護私底下避之唯恐不及的護理站，實在也無能為力啊。進到一個護理站仔細觀察護理師的言行舉止、醫療行為與互動，通常八九不離十的你就能了解這個護理站的護理長的管理性格。有的護理站面無表情沒有互動，嚴格管控醫療物品，搞得大家私下怨聲載道，甚至有看護拒接某某護理站的病患；也有護理站談笑生風此起彼落，甚至開放醫療物品自由拿取，結果反而沒有囤積現象，一片和樂融融。你說，不同的護理站不會讓護理師有不同的工作心境和不同的異動的心嗎？就像我，習慣把一輩子的爛數學推給國小老師，因為他的教學態度與方式讓我從此懼怕、遠離數學。我不特別喜歡英文，卻在高四補習班時因為英語會話老師的風趣而暫時喜歡上英文。大學聯考時，我的數學淪落到只能全部用猜的，我猜到了比低標還可怕的七分；

我的英文卻不可思議的席捲了遠遠高於高標的六十三分，甚至可以直接進入嚇死人的英文系。誰說，環境不重要？哪一顆螺絲不重要？除非您是那麼的天賦異稟、天縱英明，那我也只能對閣下俯首稱臣、甘拜下風了。你，就是可能影響別人一輩子的關鍵，給自己多一點期許！給自己多一點自信吧！

我們有舉世傲人的健保制度，我們集結了全世界最精良的醫療器材與頂尖人才，只缺乏一個有效能的執行機構。那麼多可以啃蝕的破洞存在，才出現填也填不完的健保黑洞，除了不斷提高健保保費外，怎麼會對這些被不斷啃蝕的破洞一點辦法都沒有，真是荒天下之大唐啊。我相信，找回初衷自然能贏得尊敬與感動，視病如親就是一個完整醫療體系中的靈魂，凡事盡其在我，其他的只能交給能人了……。

霸王寒流——冷到爆表的是心

時序進入二〇一六年一月，許多成衣，家電業者都愁眉不展、哀鴻遍野，因為今年入冬迄今還不見令人哆嗦的寒流，冬衣及家電業者正陷入慘澹經營中。中旬左右，某家電視台的氣象權威主播突然獨樹一幟語不驚人死不休的大膽預測：下週全台急凍，台北將出現破記錄的零度低溫。果然，聳動的播報迅速佔據許多媒體版面，不過也立即引來氣象局的打臉。的確，下週將有一波入冬來最強的寒流來襲，但不至於到平地零度的誇張。好久以來，尤其是台灣的電視媒體早已走火入魔，打開電視新聞全天不斷重複的不是車禍酒駕就是殺人放火、爆走打架、政治口水……二十四小時不斷、不斷的一播再播，好像除了這些台灣再無其他。台灣最美的風景是「人」，可我們想在新聞播報中看到溫馨、善良的故事簡直是緣木求魚。尤其屆臨重大選舉前更是全天候疲勞洗腦轟炸，政論節目遍地開花，消費者能選擇的電視頻道少之又少，有線電視早該分級付費有什麼錯，阻擋的袞袞立委諸公背後有多大的利益糾葛不言自明。而今連氣象播報也全面綜藝化，追求的不再是負責任的實事求是，而是賭一把的僥倖心態，賭對了獨排眾議一舉成名；賭錯了反正氣象本就難測誰說的準呢。不過這一波即將來襲的寒流確實讓人不敢小覷，氣象局也叮嚀民眾做好各種防寒準備。週末一到；果然又濕又冷的酷寒讓人一步也不想跨出家門，好多好多為了賞雪的民眾迫不及待的提早趕到合歡山、太平山、拉拉山蓄勢以待。這波寒流也沒讓這些人失望，低溫破了台灣四十四年來的記錄，該下雪的地方都飄下了大量的雪花，連桃園的平地竟然也見到了雪花。一下子全台灣的SNG車二十四小時現場立即播出各地的雪景和交通大壅塞的新聞，這波寒流造成立即的死傷，損失有哪家電視媒體在乎？

一連二、三天一面倒雪景繽紛的失衡報導，終於出現了極其短暫的寒流猝死報導，一天內奪走了一百二十二條猝逝的生命，然後不見有後續的追蹤統計。台北市府在寒流中率先為遊民提供暫時安置，衛福部稍後也響應這活動，即便短暫因應至少讓我們看到了作為。我不知道在這波寒流中到底奪走了多少條人命，我只看到這波寒流再次擠爆了醫院的急診室。外頭長廊堆滿了一床床的急診患者，有老、有少。我在想，在眾多雪景追逐者中是否也有親人猝死於這波寒流，或現在正躺在醫院的急診間等待救援？在一窩蜂追逐雪景的報導及狂熱裡，我們真的都做好了最周全的準備？短暫的遊民安置之後，誰還會再次關心這個議題？是不是在屢見不鮮的遊民事件報導中我們都已經麻木，政府也已經麻木而提不出任何解決方案了？心，真的好冷！

寒流剛過，咱們的農委會迫不及待的在第一時間召開記者會宣佈這次的災損極其輕微只有二千多萬，我心想天啊，這波低溫破了台灣四十四年的記錄，這樣的災損何其輕微啊，真是用膝蓋想也打死不信，沒想咱們農委會的大人們勇敢至極的在第一時間邀功似沾沾自喜地宣佈了這樣的訊息。除了再次證明咱們諸多政府高官確實不食人間煙火、不知人間疾苦之外，更多的是佔著毛坑不拉屎的豬腦袋。不到一天各地災損累計一．三億，三天之後農、漁損失已然超過十五億，五天後的災損累計更直接超過三十七億，而這，還不是這波災損的最後統計……八年的馬執政似乎讓台灣民眾早已麻木於政府的無知、無能且自大。我們早已習慣在每年年初聽到經濟成長率二到三％的預估，也早已習慣當年的預估會不斷地往下修，尤其愈近年關會修的愈多、掉的愈快。直到政府又誠實的告訴我們：今年保一有困難。說得好像政府已經使盡全力，我們不該再有一絲的苛責，您有感嗎？我真的麻木了。不過，不管是誰執政恐怕都要更清楚認知：台灣的民眾變了，有時候會變得讓人不可置信，怎麼不再是溫良恭儉讓呢？因為溫良恭儉讓早已被政府侵蝕殆盡。而現在執政的民進黨仍有部分官員沿用舊思維在做官，在野的國民黨卻還未從挫敗中醒悟依舊在操弄政治，我想這才是人民最大的悲哀吧！

真話也許不好聽，真話也許刺耳，但是說真話的政府不會讓百姓有一再被愚弄的感覺，只要讓我們看到政府是跟我們一樣在揮汗播種的。那麼多人擁擠在這麼小的一塊土地，我不懂台灣除了團結之外還能看到什麼出路。這些出路是專為嗜血政客和紅頂商人所準備的，豈有你我的位置，為什麼我們一再愚昧的願意隨之起舞？改革並不難，難在既得利益者不願把心思考真正的是與非。難在我們愈來愈缺乏將心比心的同理心，難在我們愈來愈容易因一點不順就大動肝火、大起干戈。是啊！台灣人民愈來愈像一座座蠢蠢欲動的熄火山，只要一點點火苗的煽動就可能搞得天翻地覆。如果大家都不願尋求公義退一步想，弄到有那麼一天讓自己的家人都活不下去時，你想，會有什麼事是誰幹不出來的？到時，遭殃的可不會是我們這群沉默的百姓，因為我們已經沒有任何可以損失的東西了，不是嗎？地球，有太多美好都回不去了；我們呢，也有太多良善正快速消失，趁著還來得及，趕快把這些東西救回來吧。

下一回，如果再有寒流、颱風、各種災變來臨時，請先想想您所愛的人是否已妥善安置。

下一回，記取每一個新聞事件背後的經驗，別只是不斷讓新的事件淡忘應記取的教訓。

0206，別失去了屬於你的印記

二〇一六年二月六日凌晨三點五十七分，我被一道巨大的拉扯力量撼醒，狹窄的陪病床連同躺在床上的身軀整個強烈位移。地震！是地震！好大的地震！是比九二一感覺還恐怖的震度。驚醒之餘整個病房早已燈火通明，吵雜紛亂的奔逃聲、尖叫聲直覺天就要塌下來了，屋頂瞬間就會垮下來般的。健康的看護、家屬第一時間早已全數竄逃到護理站、擠向電梯旁，每張臉孔都驚慌失措、面面相覷充滿顫慄不安。勉強能下床行動的病患也掙扎著挪移點滴架和自己的身體希望能儘速逃離病房。我看了看身邊照護的阿公因為注射助眠劑依然安穩的熟睡著，急忙叮囑正慌亂行動的病患們坐回床上：地震已經過了，而且這裡就是醫院，我們是最幸運的一群別驚慌。其實說這些話時心裡一點譜都沒有，但是我們就身處在所有災害的醫療救治中心還往哪裡逃這倒是實話。看一看外頭護理站擠滿心有餘悸的人潮，我再一次大聲的把剛才的話對他們說一遍，大家彷彿才意識到這裡是醫院漸漸的鎮靜回房，似乎也才意識到他們在這裡好像是有任務的。

被強烈拉扯驚醒的瞬間來不及有太多的想法，第一時間想的是：完了，比九二一還大、還可怕！震央不曉得在花蓮、台東外海或南投？不論在哪情況決不會比九二一輕微，希望台灣不要再有任何大災難了。不一會，日光室裡早已聚集了焦慮的人潮緊緊盯住電視畫面的報導，二分鐘後各家電視台的跑馬燈異常忙碌的針對剛剛的地震做快訊報導。看到震央在美濃而我們身處的台南正是最大震度五級之所在我反而鬆了好大一口氣：謝謝天主，應該沒有造成什麼大傷害了。放下心中大石的我躺回陪睡床上默默的祈禱感謝，望著身旁渾然不覺甜蜜入睡的阿公，我也收起忐忑逐漸進入夢鄉。渾然不知此刻的台南竟陷入前所未見的災難裡……一早，正準備下樓買早餐經過日光室時，才詫異怎麼又聚集了這麼多好奇的人潮？就瞥見電視螢幕上一幕幕驚悚的畫面，而且是災難現場的立即實況轉播。怎麼可能？怎麼會？這樣的震度怎麼可能震垮那麼多棟十七樓高的建築？即便心裡再多的狐疑也抵不過慘不忍睹的現場實況轉播。十七樓高的建築竟然像千層派般的層層疊疊塌垮碎壓，還有諸多民宅、大樓、學校的毀損一時之間都佔據不了新聞的版面。一連八天所有台灣人的心都緊緊依附著新聞媒體SNG車LIVE的播報而波動起伏，而當時正是另一波挾雨寒流來襲的時刻。

當我們看到畫面的時刻，台南市的大家長賴清德早已在第一時間抵達現場成立救災指揮部調度指揮，台北市長柯P更以直昇機運輸救災人員及設備馳往救援。天啊！今天是小年夜啊！明天除夕團圓圍爐！後天是大年初一啊！這樣的年怎不教人膽戰心驚、永生難忘？各縣市和民間救難團隊紛紛加入搶救，友好外邦也立即發表聲明願意提供救援，高鐵更提供所有志工與救難團體的免費運輸，無不希望把握黃金七十二小時的救難時間。怵目驚心猶如大戰後的現場，心急如焚焦躁難奈的家屬，又加上寒流低溫還有冷雨攪局，每個人的心頭對黃金七十二小時更深深蒙上一層不安的陰影。我看到準備政權移轉的馬總統也在第一時間奔赴台南勘災，第一次沒有在綠色執政的災變現場意有所指的卸責談話。只有在付出這麼慘痛代價的同時才見超越藍綠，台灣能扛得住幾次的慘痛教訓呢？各界的捐款如湧泉般的汩汩流入，台灣最美的風景「人」也在現場不斷的傳出溫馨的故事。此時此刻卻仍有人冷血的見縫插針意圖詆毀、意圖生事。無論是想藉此揚名的人或專搞圖私營利的政客和自以為擁有言論免責語不驚人死不休的所謂名嘴，總會在動盪不安的此刻不自覺的露出馬腳。只是我們總一而再再而三的忘記、寬宥他們的所作所為，所以養成他們更無所忌憚的膽大妄為。別忘了要謹記這些，在關鍵時刻給他們致命一擊為台灣掃除一些垃圾。

該是多麼煎熬的八天啊！我看到在一線的市府官員形容憔悴的耐心安撫、解說協調、忍受責難；我看到奮不顧身的救難人員冒著天人恍隔的剎那，擠身夾縫中搜尋倖存者的身影而無畏、無悔；我看到自動提供場所供救難及志工朋友盥洗、歇息的朋友，還有自動歇業無條件提供二十四小時熱食給救難團體的餐飲業者；我看到在凌晨二點多，為暫時獲得喘息在小麵攤用餐的救難志工爭相買單的小老百姓的溫馨故事；我也看到很多和我一樣無法在現場提供實質幫助的台灣人，八天裡共同揪結懸掛的心；我更看到許多受害者家屬面對生死未卜的家人所展現出來的冷靜理智和包容。尤其是那兩棟被壓在最底層樓房的家屬們該用多大的理解與諒解才能讓自己免於失控與崩潰，這是我無法想像的煎熬。一百多位的罹難者還有許多永遠殘缺的倖存者究竟會為這次的事件改變些什麼？或者一如過去諸多的社會事件又只是輕描淡寫的很快成為過往雲煙？難道我們對眼前更多光怪陸離、荒誕不經的社會事件還沒有驚覺，台灣人變得很容易血氣方剛動輒干戈相向，從少年感染到中年甚至老年人都大動肝火。誰能？誰來止住這股惡火蔓延？還是靠你我，由我們自己做起吧，感染一人是一人，讓我們一起把台灣最美的風景找回來吧。

０２０６震醒的那一刻我一度以為我連跟最愛的家人告別的機會都沒有，我害怕這樣的時刻隨時會出現，我害怕剎那間的災變與親人天人永隔。是啊，我相信在自己離開人世的過程一定還有什麼沒有說完的遺憾。但是，０２０６讓我更清楚知道要將它鮮明的烙印在心裡，隨時隨地、時時刻刻把握住我能為家人所做的每一件事。就像眼前照顧的阿公，在０２０６的八天後順利康復出院了。

在維冠事件臨屆周年的此刻，相信多數外人已漸漸淡忘此事，無良建商被輕判或處以重典似乎事不關己，只留下受害者心中永遠無法抹滅的痛。遺憾的是，在周年前夕的此刻，卻傳出受害者對其親人連續提出民事、刑事告訴，親人間為了社會捐助的撫慰金竟至對簿公堂。一年前獲救時的感激畫面歷歷在目，對自己未來社會回饋的期盼言猶在耳，而今……對照窗外的蕭瑟冷冽讓人無比哆嗦……。

安養機構，親人尊嚴一寸一寸流失

新營，曾經是台南縣縣治所在，雖然稱不上繁華富裕，倒也算是座熱鬧中庸的二線城市。復興路，連繫新營市區與交流道的主要通衢，也是通往鹽水、義竹、布袋、學甲的重要幹道，日夜車水馬龍好不熱鬧。這樣的一條主要幹道，曾經有一家地理位置優越，面積寬敞的店面一直面臨經營不善，頻頻換手的窘境。記憶中從診所到3C電器到餐飲，感覺能換的都已經換過了，而且一切似乎都感覺良好應該成功才對。豈料，真所謂人算不如天算，接手的人莫不個個灰頭土臉、鎩羽而歸。搞得我們這些經常路過的人都不免出現好奇的揣測，下一家要開什麼店才活的下來？嘿嘿，看倌真的多慮了，終於，經過一段時間的內部整修後，突然高聳醒目的牆體上出現了非常斗大有點刺眼的四個字「洗—腎—中—心」。我的媽呀！真是太強了，正所謂隔行如隔山啊。這洗腎中心的招牌一掛再也撤不下來，真要聳立五千年囉。看來這些賣藥的地方電台功不可沒，這些口若懸河、語不驚人死不休的電台主持人和每日巡迴鄉鎮的賣藥郎中一定也福報不淺啊。台灣，竟然是洗腎人口密度最高的國家。是不是也可以相對表示，台灣可能也是黑心商人密度最高的國家？難受，想哭又如何？

忘了打什麼時候開始，署立醫院早已成為我們的拒絕往來戶，沒有重利何來勇夫？怪不得現實環境，如果我擁有一身好武藝，怎麼不會尋求相對的報酬呢？所以我們的署立醫院漸漸地門庭冷清、門可羅雀，因虧損連連更無力整修內部陳設。偶然一次有事進出，發現大廳空蕩那有什麼人跡，更別說是人潮了。燈光都顯得昏暗而不明亮，你說此情此景的醫院，除了有人特為懷舊來此外，誰會想到這裡尋求醫療支援呢？所以長久下來，許多中小型醫院套句布袋戲的台詞就是死的死逃的逃，關門大吉的比比皆是，轉換跑道的大有人在，苦撐待變的也都在近幾年脫胎換骨了。轉型後雨後春筍般林立的洗腎中心或附設護理之家、長照中心、復健中心，竟造成一床難求的排隊申請空前盛況。擺在眼前的事實由不得我們再睜隻眼閉隻眼的裝聾作啞、視若無睹。試問，現在開車出門除了印象中最頻繁出現的超商、診所外，頗具規模的建物出現最多的不是洗腎中心、不是護理之家、安養院或長照中心是什麼？是啊，那可能是不久的將來多數的我們的人生歸宿呀。你當然可以拒絕，所以你更要提早準備……。

這樣好了我們把標準提高十年讓我們假裝能延緩老化，如果你問我七十五歲以上的老人家都在哪裡？我想目前大部分還在家裡，但是其中可能有一半是獨居而沒有子女同住。同意嗎？所以目前七十五歲以上的老人家有幸能跟子女同住的比例您不妨算一算……除了家之外，目前最多七十五歲以上老人家住的地方絕對就是長照中心、護理之家、安養中心、日托……我習慣將它們統稱為機構吧。我不敢想像，也真的不想知道全台灣目前在機構裡的老人數量究竟有多龐大？連我們這樣僻遠的村里都見得到不只一家養護中心的設立，人口密集的都會區更不在話下了。在取得照服員證照前我們被安排在一家很有規模、福利制度相對完善的長照中心實地實習，這家長照中心將送來的長輩依身體、精神現況做了清楚的區分，不同的區域、不同的樓層都有不同的專業照護與安置。如果簡單以行動區分也許會更快速明瞭，一是可以用輔具，讓人攙扶能緩步行動者；一是下床後只能坐在輪椅活動者；一是完全臥床無法離開者。當然實際上有更多的評估運作，這裡只就行動上簡單示意。這間日照從阿長（護理長）到各區域負責人到照服員都讓人感覺親切，每個區域空間也都乾淨整潔，空氣中更聞不到不舒服的異味或藥味。戶外的環境也都有專人整理打掃，現在正規劃一個失智專區應該也已開始運作了吧。這是一間知名醫院附設的長照機構，自然得天獨厚的擁有院方的豐沛醫療資源，但即便如此卻還是擺脫不掉目前長照面臨的窘境。照服員的配置台灣人真的很少，相當高的比例還是依賴外籍；住民（住在機構裡的長輩）與照服員的比例其實還是不符福利部的規定，即便這樣的比例已經讓很多已在其他機構工作的同仁羨慕不已，可見道高一尺、魔高一丈，機構總有它自己的一套說法應付當局；整體而言這是一間按表操課，比較貼近人性的長照機構，可想而知正常情況下都處於滿床狀態，想入住需得通過機構的評估再排隊等候空床的機會。住民的房間從單人、雙人、四人房都有，一般床位每個月基本費用含食宿至少三萬起跳。其他尿褲、尿片或需要用上的醫療器材另計，加上偶爾的門診、急診花費，評估每個月需要費用約三萬五左右。如果現在還有三百二十七萬個工作者平均薪資不到三萬元，就算每天不吃不喝都還負擔不起讓一位長輩入住這樣的機構以待終老。就算退而求其次選擇一個月可能二萬五可以打發的機構，對於一位工作中的晚輩他身體上和精神上該是何等的折磨？這絕不是他為自己規劃的人生，更不會是入住機構的長輩的心願。誰不想讓自己的父母擁有尊嚴、幸福的老年生活？何其不幸，早期以為最為簡單、最為微小的希望竟快成為遙不可及的奢求。雖然這裡的阿長和學姊們都竭力歡迎我們留下共事，但據我所知是一個都沒有。實際上扣除已經在機構工作的同學外，結訓後真正投入照服工作的確實少之又少。最近因長照2.0即將啟動，又因一位照服員的意外事故引起媒體的注意，出現了照服員30K的薪資跑馬燈希望引起共鳴，30K高不高？見仁見智啦。您到機構工作得了一個月後再發表高見吧！

照服員課程結束後，我們趁機走訪了幾位同學工作中的機構，有結束醫院業務轉型的，有腹地廣闊規模頗具的安養機構，收費比我們實習的長照中心低廉，提供的照服員薪資卻大抵相當。因為在這裡每位照服員的平均照護住民人數比起實習那家長照高出許多，照護的動作流程難免更顯粗糙、快速。偶偶打開門跨入住民區域時會有異味撲鼻而來，住房裡的醫療設施也有不小的落差，部分設備經常可見有點不堪。在實習的長照機構裡收費較高，卻常在單人和雙人房裡見到住民身邊還陪著一位二十四小時的外傭。心裡總納悶著摸不著頭緒這些家屬心裡究竟在打什麼算盤？這些二十四小時陪在長輩身邊的外傭根本做不了什麼。與其這樣何不在家裡準備好需要的醫療設備，再請一對一二十四小時的居家照服在家照顧，單單一個親情的陪伴就足以抵過萬千的醫療了。更別說實際需要的醫療設備都還可以獲得補助申請，當然對這些好野人來說這一點也不重要，這些好野人才是住在天龍國裡的一群人，眼界、思考總讓我們這些凡夫俗子瞠目結舌、望塵莫及啊。在參訪的這些機構裡顯然不會存在這些現象，也由不得不讓人感嘆貧富差距的懸殊了，到生命的終了前還脫離不了貧富差距所帶來的宣判才是人生極大的悲哀呀！

接觸愈多個案愈讓自己隨時自我警惕，投注在機構裡的金錢堆砌不出你的健康，愈大量的金錢充其量不過是愈延緩你生命的終結。基本上離開了家庭就再也喚不回健康，離開家庭之際也是健康快速流失的開始。我相信現在或未來一定有更接近人性、貼近家庭溫馨的機構出現，只是，當出現這樣的機構時，恐怕也不是平凡的你我可以織夢的地方。除非不得已，除非抓破頭無計可施，除非你擠不出一絲絲陪伴的時間，否則請不要輕易將你的親人送進機構，因為在送進機構的一刻起，您親人的身體和精神就在快速的退化中。或許他本來只是有些身體障礙造成你們的不便，但進入機構的一刻我發現許多長輩迅速產生不可抹滅的心理障礙，阿義伯的面無表情都還歷歷在目。尊嚴正在一寸一寸的流逝……親情隨著健康和生命一點一滴的消失……可是，除非畢竟太模糊，除非畢竟敵不過現實的殘酷，晚輩不需要絞盡腦汁的尋找藉口，只消給一個小小的理由，你的長輩都會無言默默的接受讓你送他進機構。原因無它，就是愛，因為太愛，所以不想再成為你的包袱，不想再見到你的愁容憂苦……如果可以不再繼續造成你的困擾，我深信許多長輩願意毫不猶豫的結束生命來成全你。如果他可以一輩子為你付出，甚至不惜犧牲自己，為什麼你不能盡己所能的給他生命裡的最後一點愛？即便那麼貧瘠他一定都甘之如飴，既然機構可能是你我多數人的生命終結站，那麼容我用更多的篇幅，更詳盡的介紹來探究機構。

安養機構，龐大且複雜的怪獸

儘管政府部門對機構的成立設備種種規章有近一百頁繁瑣的規定，但坊間林立的機構充滿琳琅滿目的名稱還是由不得讓社會大眾眼花撩亂，猶如霧裡看花般摸不著頭緒。機構的收容規模小至五十人，大到近三百名是非常龐大且複雜的一隻怪獸。所以從機構的設立，什麼樣身分的人不得成立機構，建築物的設計、構造與設備。尤其無障礙空間、住民人數與空間的比例、機構人員的配置、收費條件到寢室、廁所、燈光到消防安全、防火管理、防燄物品乃至用水供應、環境衛生都有層層疊疊的著墨。只是台灣人總多天賦異稟，看到的總不僅是字面上的法令條規，更早已遠遠透視出字義外可以遊走的闇灰地帶。思索如何在每一住民、每一員工身上創造出最大獲利，造成目前機構良莠不齊且落差極大的根源。

雖然我絕不鼓勵輕易將長者送進機構，但也不鼓勵家屬要逞強自己照護。而應通盤考量家庭經濟、人力、環境後採取最可行的方案，這樣方能避免更多讓人不勝唏噓的悲劇發生。我喜歡長照2.0在地老化的理念及方向，雖然對多數鄉鎮地區而言還有很長的一段路途得走，甚至可能永遠只是個理想國。但是對離開家庭的長輩或家屬而言，或許能因為距離的拉近讓長輩減少一點點孤獨感，讓家屬因距離的拉近願意多撥出一些時間做探望。希望政府能堅持這個方向且多協助甚至成立公辦的鄉鎮地區機構，讓老有所終不再遙不可及，讓世界大同不會永遠只是句標語。為長輩挑選機構安置時請務必事必躬親，不厭其煩地鉅細靡遺的瞭解，多方參訪比較，就當是在幫自己年老時尋找自己要入住的機構般問自己，相信就能找到最貼近現況和長輩需要的地方。目前入住機構的住民不外乎：中風、腦傷後出院需療養者；骨折、退化性關節炎需長期照護者；有氣切管、尿管或鼻胃管需護理者；洗腎且需長期照護病患者；失智症、植物人；慢性病、行動不便需人照料者；癌症病患需長期專業性照護者；失去獨立生活能力者；獨居老者；年邁乏人照顧者，舉凡只要你可以說得出來幾乎都來者不拒，你可以依據需要選擇長期全天候照護或單純只需要日間照護。我們有一位隔鄰，中年喪夫後獨立生活，兩代經商下來積攢不少資產確實幫助了二個兒子生活無虞。日復一日的光陰飛逝，轉眼間老人家也已八十有餘，身體機件的老化和獨立生活的不便日益凸顯。幾年前兄弟姊妹商議決定，由兩個兒子每個月輪流「回來」照顧陪伴老人家的生活。大兒子撐不到一個月就自顧回去自己中部的家裡，直待下個月遠在東部的小兒子回來陪伴。小兒子很是信守承諾隔月一定回家照顧老人家足足一整個月，有時候太太、孩子也會陪著回來生活一段時間，倒是老大撐不滿第一個月後再也沒有下文杳無音訊。就這樣過了幾個月後，有一段時間好像老人家突然消失了，直到隔月小兒子回來才看到老人家又出現了。原來，大兒子決定在依約輪到他們照顧的月份時將老人家送往機構，待隔月小兒子回來再把老人家接回。鄰里儘管多所議論，當事者反正遠在天邊置若罔聞。記得老人家剛從機構回來的時候還會侃侃而談機構裡的種種有趣，漸漸的不到半年，再也不曾從老人家的口中聽到任何關於機構的雞毛蒜皮。有一段時間甚至出現腦力快速退化的情況，幸好還有這個小兒子撐起了半邊天。我想，如果當初老人家不要把資產一股腦兒的分給二個孩子，現在也許不會是這般光景，現在即便住到最昂貴的杜拜級機構來度過餘生也應該綽綽有餘吧。

機構的人員編制大體而言是隨時得保持至少一位護理人員值班，每照護十五位老人應配置一位護理人員，設有日間照護者，每提供二十人之服務量應增置一人。照服員的部分，每養護八位老人應置一人負責老人日常照顧服務。條款儘管再清楚不過，現實操作下卻遠遠無法落實，一部分是願意投入這個市場的照服員遠遠不足，政府不斷急就章大開課程的結果只方便了看護仲介大量的驅使外籍新住民取得證照，正所謂道義放兩旁—利益擺中間啊。再者機構經營者的心態更是關鍵所在，如果你能確認這個機構裡每一位照服員只負責八位老人的日常照顧，這個機構應該就值得你更多的放心。就像醫院的護理師一樣，每一位護理師負責十二床病患已經會有人在偷笑了，十六床、二十床的血汗醫院大有人在，規模還一間比一間大。護理師都這樣了，照服員算哪根蔥？如果連政府都沒有想到這群人的權益，經營者當然更毫不留情的取巧壓榨。有時候我也會建議我照護的家屬，在慎選機構的同時只要稍加留意一件事就不難取捨，那就是會壓榨照服員的經營者就不可能會在意關心裡面住民的感受，如果對這樣的經營者還有一絲期待那可真是天方夜譚、緣木求魚了。

探訪機構的時候最好採取不定時前往，或許能夠更廣泛，更深入的看到更多，也許機構常常不會如人所願的讓我們走遍每個角落，但也不防提出要求試探。如果長輩需要更多專業性的醫療照護。例如，呼吸器的設定調整、氧氣治療及評估、呼吸治療器材功能之評估、更換氣切、更換胃管、更換導尿管、胸腔復原運動和噴霧給藥及評估等，那您必須幫他尋找有呼吸照護病房的專業護理之家。同樣的，不同病症會有不同需求，會需要不同的專業性照護，現在很多規模頗具的長照中心正逐步的劃分不同區域安置不同病症的住民，且愈來愈細膩以便尋求更專業的服務。

如果，沒有人會徵求我們同不同意，也不會有人在乎我們願不願意。如果，入住機構會是你我多數人未來不得不的一條不歸路，你會希望入住一間什麼樣的機構？你覺得未來必須做什麼樣的付出才能入住這家機構？又如果你和我一樣冥頑不靈堅持抗拒，那麼你又幫自己規劃了什麼樣的一幅輪廓，我們需要做什麼樣的準備才能讓我們逐步踏入我們的老年柏拉圖？年紀愈長愈覺得，生活其實真的可以簡單不過，把握年輕多闖蕩、多走走。但也別忘了及早為自己準備、為我們深愛的另一半準備。尤其，撇開無法逆料的意外事故不說，我的老伴還得在年近八十時，孤獨衰老的獨自度過十二年的生活，我不能自私的不讓自己想像，那會是個什麼樣的畫面！化為灰燼的我真能安眠？

長照，提早準備，及早面對，加油。

安養機構裡小小的天大奢侈

在各種天災或意外事故中最讓人擔心的無非是安養機構的住民了，近年來安養機構失火的社會事件偶有所聞，而每次事故的發生都難逃重大傷亡。試想，在不到幾分鐘的時間內如何搶救近百位，甚至幾百位行動不便或無法行動的老人家。尤其是隱身在都會高樓裡的安養機構，當意外發生時恐怕連行動自如員工的逃難都已自顧不暇。想到任何可能發生的意外時不免讓人寒毛直豎，能夠將長輩送到這麼高樓層的機構裡那還真的非要有過人的膽識才行。所以，在選擇機構的同時率先映入眼簾的當然就是它的地理、位置和周遭環境。現在許多機構愈來愈重視戶外環境的美化，種植盆栽、修整園藝、大樹綠化、修建涼亭、步道、假山流水，把整個環境弄得美輪美奐。也許你會說這對臥床無法行動的住民毫無幫助，確實，長年臥床的住民暫時失去這樣的福利，但是別忘了還有更多可以透過輪椅活動，可以拄杖行走或讓人攙扶行走的老人家，我覺得這塊天地一定是他們每天夢寐以求的。記得在長照機構實習的日子空閒時徵得學姊的同意，推著一位坐輪椅的住民到戶外走走、曬曬太陽，我實在無法形容那位老人家的感受。他並沒有顯然激動，只是請我將他推到一個地方靜靜的閉上眼睛，他只想完全浸淫在眼前的享受。對他來說連這麼簡單的一個願望都已經變成天大的奢侈，我甚至連要推他回去都開不了口。機構確實不可能有這樣的人力來服務住民，而其實這項服務的最佳人選就是身為家屬的你。如果機構用心美化，經營一個優雅的環境，請您務必善加利用為住民心中點燃一朵希望的火。美化的環境也同時能陶冶，舒緩在機構上班員工的心情，間接影響她們對住民的服務品質，誰說不是一舉數得呢！

由於粥少僧多、供不應求，所以醫院附設或轉型的案例蜂擁而至，最近馬偕不正也大規模的在宜蘭啟動它們的長照計劃嗎？已經附設經營的醫院無不竭盡所能的進行擴建、擴床，即便如此，大量湧入的住民還是得排隊申請等候床位。醫院附設經營機構是最適宜、最如魚得水互蒙其利的最佳結合了。機構的住民除了機構外唯一最常待的地方就是醫院，除了正常的回診拿藥外，許多住民其實經常往返於機構與醫院的病床間，經營不善瀕臨倒閉的醫院因為機構的設立完全翻轉改觀。不僅來自機構逐月穩定且龐大的現金收入，也同時為醫院引進幾百位固定看診拿藥或住院的住民，這不也是一條龍的經營方式嗎？再加上許多醫院早已附設禮儀社，場地完善不缺，住民入住之後家屬幾乎就不用擔心任何意外事故的措手不及或焦慮徬徨，誰說這不是最完美的經營之道。我相信未來一定會有更多經營醫院的財團，會積極出手爭奪這一塊人生長達十數年甚至數十年的大餅，不垂涎這塊大餅的醫院只能任人瓜分市場只爭名不奪利了，希望未來的住民能因此擁有更多的選擇、更多的保障。

我總願意不厭其煩的提醒住民的家屬，不要定時的去探望長輩，你可以故意上午住民洗澡的時候進去，你可以選擇住民用餐的時間進入。這個舉動不是要你跟機構作對或找他們的麻煩，找他們的麻煩不是在搬石頭砸自己的腳嗎？這個動作只是要讓我們更清楚長輩在機構裡獲得什麼樣的照顧，而身為家屬的我們可以為他們多做些什麼？或者當你發現機構的照護確實不能盡如人意時，自己該有什麼因應、計劃。洗澡應該是一件享受快樂的事，卻通常是住民最厭惡抗拒的一件事。原因無它還是人力的問題，只能求快的結果過程自然粗糙不會有太多的憐惜、尊重，久而久之住民對於二天一次的例行公事自然心生厭惡沒有好感。其實，這是我認為可以讓住民感受到尊重甚至成為一種享受的舉措。只可惜，自己所看到的過程大部分都只會讓自己紅了眼眶。

有些機構會貼心的安排每日的活動時間，時間一到會把樓層各區域的住民代表性的推著幾位到活動地點集合。大約在十幾分鐘的時間裡播放音樂，由護理師或照服員扭腰擺臀的帶動唱，鼓勵住民們一起揮手扭動。雖然感受不到響應的熱烈，甚至可能多數冷漠以對，但是在有限的人力、有限的空間裡，照服人員只能多盡一份心去嘗試，也只能不斷地從嘗試中摸索出最好的照服模式。不論如何都應該給予肯定及鼓勵，至少她們比別的機構願意多一些不同的嘗試，付出就已彌足珍貴。機構裡也會定時安排不同的課程讓住民藉以活動手腳，可以從學習中找出自己的樂趣，譬如美術、譬如歌唱、譬如玩積木……。偶爾也會舉辦戶外的參訪活動，這樣的戶外參訪對機構而言是非常龐雜且沉重的一項考驗。不管是人力的調配支援、交通工具的選擇、接駁的難度、活動過程的不宜冗長、參訪住民的身心狀況樣樣都是一大挑戰。看著長廊一張張過往的參訪活動照片，心裡總不禁對機構裡的護理、照服和工作人員肅然起敬。我相信過程中充滿的酸甜苦辣太多太多，根本無法說與外人分享，在看著每一張狀似平常的照片時我心裡一直持續的對著妳們獻上最敬禮、致以最高謝意。謝謝妳們、謝謝妳們，儘管有太多外界朋友的不懂、不了解、甚至鄙夷這份工作。但，如果缺少我們的投入，這個世界只能更糟不會更好，妳真的做的很好要隨時給予自己肯定與讚賞。別忘了，要時時找回照服的初衷，學習醫院裡不容易做到的「視病如親」，你將會是個很驕傲自豪的照服天使。真心獻上我的敬意與祝福，給予辛苦的護理師和敬業的照服員。謝謝妳們。

同樣的環境、一樣的時間，有人覺得歲月如梭，有人卻過得度日如年。人，很難靜下心來：試著用相同的溫度看待雙眼所見的一切。

長照2.0，醜媳婦終得見公婆，粉墨登場

長照1.0就像一部最陽春廉價的普通房車，卻要它行駛在泥濘崎嶇，佈滿坑洞懸崖的山地。十年裡任由它跌跌撞撞零件掉落滿地，任由它深陷泥淖哀嚎空轉，當局卻視若無睹，視而不見它的險象環生。而今這一部奄奄一息的破銅爛鐵硬是進廠維修，七手八腳的將散落一地的腐蝕零件拼裝焊接，粗糙地通了通油管，擦拭一下火星塞，洋洋得意的換上大一號尺碼的輪胎，外裝只能寒酸的用鐵樂士噴漆讓它煥然一新。拿出一疊鈔票吆喝著給它加滿油，然後心虛的高唱：MY WAY，重新把它推回殘酷的戰場，這回要它參加的竟然是難度最高的十天九夜的超級拉力賽。命運未卜的長照2.0挑戰最高難度的拉力賽，其慘烈將不難想像。十年，命運多舛的1.0竟然沒有累積到任何經驗？命在旦夕的2.0可能奇蹟似的熬過另一個十年？祈禱天佑台灣，咱們都洪福與天齊吧。馬先生念茲在茲的歷史定位，原來不過是他個人自以為是的所謂定位，完全與台灣的百姓榮辱、甘苦無關。放眼盡是博士充斥的幕僚團隊，怎麼個個眼睛業障那麼重，都沒有人見到他們的主子不斷陷入懸崖邊的迷航，隨便送個GPS都比這群坐領高薪厚祿的幕僚強。當然，馬先生一定會得到他的歷史定位，應該說他早已得到台灣百姓給他的歷史定位了吧。

廉價彩妝濃妝艷抹的長照2.0即將鳴槍起跑之際，各地方政府狼虎似的紛紛告急向中央伸手要錢，不看好的聲音此起彼落，還沒上路就已經有部分政策不夠周全需待修正立法後延後實施。新手上路的政府滿手攸關民生的重要議題，都是深陷水火之中的老百姓如大旱之望雲霓般引頸企盼的救援。誰料令人拍手叫絕的滿手好牌，總有突然腦殘或手殘的閣員，丟出自以為是，自作聰明的A牌，讓人措手不及、難以挽救。近年的執政該為這幾位高層叫屈？還是備感婉惜？從最近幾個縣市長照2.0服務中心的成立，或可一窺這些政府官員鑽營表面工夫的心態。號稱2.0旗艦店的成立畫面配合媒體的播送一時熱鬧滾滾，實在很想請這些大言不慚的官員到民間企業好好端詳、請益，看看人家的旗艦店，再回頭想想自己的旗艦店！旗艦店！真夠勇敢的說得出口！

為了宣導長照2.0，政府用了時下最流行的懶人包，使用最在地生活的文字。看似淺顯易懂的文字不難明白，看完之後卻還是瞎子摸象般的一頭霧水，霧裡看花般的搞不懂裡頭究竟賣些什麼青菜蘿蔔。很遺憾，也許該為新政府找個藉口，才剛上路不久。所以沒能從十年的長照經驗獲得足夠的策略，準備不足的情況下只能匆促推出長照2.0。但我不懂的是：任何重要的國家政策怎麼能匆促定案，邊走邊修？是根本沒有把握？還是只想一味敷衍交代？又，老化速度駭人之快，變化之大，政策一推號稱十年不會太過搪塞、卸責嗎？

長照2.0的服務對象由原來1.0的四項：（一）65歲以上老人。（二）55歲以上山地原住民。（三）50歲以上身心障礙者。（四）65歲以上僅IADL需協助之獨居老人。擴大納入（五）50歲以上失智症患者。（六）55-64歲失能平地原住民。（七）49歲以下身心障礙者。（八）65歲以上僅IADL失能之衰弱（frailty）老人。服務對象人數預估將從51萬一千多人增加到73萬八千餘人，成長幅度達四十四％。

長照2.0的服務項目由原來的八項擴增到十七項，條列如下：一、照顧服務（居家服務、日間照顧及家庭托顧）。二、交通接送。三、餐飲服務。四、輔具購買、租借及居家無障礙環境改善。五、居家護理。六、居家及社區復健。七、喘息服務。八、長期照顧機構服務。九、失智症照顧服務。十、原住民族社區地區整合型服務。十一、小規模多機能服務。十二、家庭照顧者支持服務據點。十三、社區整體照顧模式「成立社區整合型服務中心（長照旗艦店）、複合型服務中心（長照專賣店）與巷弄長照站（長照柑仔店）」。十四、社區預防性照顧。十五、預防或延緩失能之服務。十六、銜接出院準備服務。十七、銜接居家醫療。服務項目大幅增加令人稱喜也叫人擔憂，從預防到出院的銜接準備乃至更精細的專業照顧，一條龍的長照無疑是一大福音。擔憂的是就像我們益形擴大的貧富差距一樣，長照2.0的城鄉差距將漸行漸遠，這絕對是無法避免且可預見的未來。社區服務整體照顧模式含括的就是所謂A、B、C三級，未來會在豐沛地區試辦ABC三級，資源不足地區試辦BC二級，上述提及的旗艦店就是A級的社區整合型服務中心。屆時，出現的將不只是次等公民，鞭長莫及的地區恐怕還會出現想像不到的三、四、五等公民呢！

掌握國家機器的優勢在於完全掌握全國鉅細靡遺的大數據，據以提早運籌帷幄未雨綢繆。根據統計，老人長期照顧及安養機構的總床位目前竟然超越需求三萬多床，既然如此又何來處處可見的壅塞待床現象。統計是最不需要動腦的電腦運作，數字背後所隱藏的真象，癥結往往能一針見血的指引出未來政策發展的方向。空床、空床多久了？為什麼會空床？為什麼那麼多的長照中心都要排隊好久的一床難求！為什麼那麼多家屬寧可期期等待，也不願讓患者入住那麼多的空床？又，根據衛福部提供的數據顯示，目前通過各地方縣市照服員培訓的人數達十一萬之多，取得丙級技術士的照服人力也達三萬三千人左右。而目前投入各項照服工作的照服人力約二六二一四人，加上醫院的一萬兩千護理人力總計約三八二一四人。預估二〇一七年的照服人力需求介於三〇七三九人至三八四二五人之間，所以今年的照服人力缺口最少在四五二五人至一二二一一人左右。如果以國家對未來老年人口和需求長照人數的推估發展，這樣的照服缺口相較於未來將只是小巫見大巫，太小兒科了！

目前台灣的老年人口高達兩百八十一萬，二〇二〇年將突破三百八十萬四千人，而這也不過短短四年間的事，二〇二五年將一舉突破五百萬。這可不是在慶祝第五百萬入台的旅遊人數啊，每一年持續增加二、三十萬的老化人口不斷地蠶食鯨吞，而平均餘命又不斷不斷地往後延長。二〇一八年截止，預估我國需求長照人數將達五八三八一四人，二〇二八年將快速推進到八一一九七一人。注意呀，這可不是老年人口，這是「長照的需求人數」呀！根據統計，本國照服員在受訓後竟有高達八十％的人未曾投入照服職場，對比我們班的情況一點都不為過。請不要再以不斷鬆綁受訓條件或品質來獲取更大量的培訓人員，最終受害的將是長照的需求者和其家屬，而獲益的將是大量起用外勞獲得照服證照投入市場的仲介業者。衛福部若真想有所作為，勇敢的大刀闊斧，何不真心審視手邊資料看看通過照服員培訓的本國學員共有幾何？而確實投入照服市場的本國照服員又有多少？別再畫餅充飢，只是在紙上談兵的敷衍了事；別再耗盡公帑盡找一群不知民間疾苦，毫無實際經驗的學者高官來決定我們的未來。萬一在無計可施之下，如果能試著找回六、七〇年代的台灣人文，也許大家都還願得過且過。只可惜，台灣恐怕回不去了，再也回不到六、七〇年代的一切人文。既然如此，凡事就更當臨淵履薄的戰戰兢兢貢獻自己，每個人、每個位置，都必然要有它的價值，也會有它的定位。試問，一例一休後，醫、護、照服員該如何因應？如何自處？缺口誰補？一例一休傷了資方，但，有討好了勞方？或勞方有感動到痛哭流涕嗎？到目前為止，我確確實實感受不到一例一休的精髓到底是什麼？在目前的景氣環境下，這個政策到底帶來了什麼樣好的循環。

長照2.0，是啊！誰也不看好。那麼，可否在有限的時間裡試著把它改好，讓它變好、更好。因為我們自己都已經不看好了，怎麼還能不負責任地任由它繼續拖延、敷衍……。

此刻，心裡還真有股莫名的衝動，很想在半年九個月後微服出巡，遍訪各縣市的長照旗艦店、專賣店、柑仔店到底有沒有在專心經營。尤其是每個偏遠的柑仔店究竟像不像個店，還是又一堆有名無實的蚊子館，再毫無隱瞞的揭露在大家面前。可惜，癡人說夢罷了，自己債務纏身自顧不暇，還乞丐發大願的緣木求魚……說笑了。

啟思路53　PF0206

讓我照顧你：一位長照服務員的30則感動記事

作　　者　老　么
責任編輯　杜國維
圖文排版　楊家齊
封面設計　王嵩賀

出版策劃　釀出版
製作發行　秀威資訊科技股份有限公司
114 台北市內湖區瑞光路76巷65號1樓
電話：+886-2-2796-3638　傳真：+886-2-2796-1377
服務信箱：service@showwe.com.tw
http://www.showwe.com.tw
郵政劃撥　19563868　戶名：秀威資訊科技股份有限公司
展售門市　國家書店【松江門市】
104 台北市中山區松江路209號1樓
電話：+886-2-2518-0207　傳真：+886-2-2518-0778
網路訂購　秀威網路書店：http://www.bodbooks.com.tw
國家網路書店：http://www.govbooks.com.tw
法律顧問　毛國樑　律師
總 經 銷　聯合發行股份有限公司
231新北市新店區寶橋路235巷6弄6號4F
電話：+886-2-2917-8022　傳真：+886-2-2915-6275

出版日期　2017年7月　BOD一版
定　　價　350元

Printed in Taiwan

國家圖書館出版品預行編目

讓我照顧你：一位長照服務員的30則感動記事 / 老么著. -- 一版. -- 臺北市：釀出版, 2017.07
面；　公分. -- (啟思路；53)
BOD版
ISBN 978-986-445-209-5(平裝)

1. 長期照護　2. 通俗作品

419.71　　106009402

讀者回函卡

感謝您購買本書，為提升服務品質，請填妥以下資料，將讀者回函卡直接寄回或傳真本公司，收到您的寶貴意見後，我們會收藏記錄及檢討，謝謝！

如您需要了解本公司最新出版書目、購書優惠或企劃活動，歡迎您上網查詢或下載相關資料：http:// www.showwe.com.tw

您購買的書名：＿＿＿＿＿＿＿＿＿＿＿＿＿＿＿＿＿＿＿＿

出生日期：＿＿＿＿年＿＿＿＿月＿＿＿＿日

學歷：□高中(含)以下　□大專　□研究所(含)以上

職業：□製造業　□金融業　□資訊業　□軍警　□傳播業　□自由業

□服務業　□公務員　□教職　□學生　□家管　□其它＿＿＿

購書地點：□網路書店　□實體書店　□書展　□郵購　□贈閱　□其他

您從何得知本書的消息？

□網路書店　□實體書店　□網路搜尋　□電子報　□書訊　□雜誌

□傳播媒體　□親友推薦　□網站推薦　□部落格　□其他＿＿＿＿＿

您對本書的評價：（請填代號　1.非常滿意　2.滿意　3.尚可　4.再改進）

封面設計＿＿　版面編排＿＿　內容＿＿　文／譯筆＿＿　價格＿＿

讀完書後您覺得：

□很有收穫　□有收穫　□收穫不多　□沒收穫

對我們的建議：＿＿＿＿＿＿＿＿＿＿＿＿＿＿＿＿＿＿＿＿

請貼
郵票

11466
台北市內湖區瑞光路 76 巷 65 號 1 樓
秀威資訊科技股份有限公司 收
BOD 數位出版事業部

（請沿線對折寄回，謝謝！）

姓　　名：____________________　年齡：________　性別：□女　□男

郵遞區號：□□□□□

地　　址：____

聯絡電話：(日) ____________________ (夜) ____________________

E-mail：____